妇产科
急重症临床进展

FUCHANKE JIZHONGZHENG LINCHUANG JINZHAN

马艳霞　卢　旭　于忠芳　纪　颖　主编

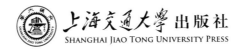
上海交通大学出版社
SHANGHAI JIAO TONG UNIVERSITY PRESS

内容提要

本书首先介绍了女性生殖生理及内分泌调节；然后讲述了女性生殖器官发育异常、女性生殖内分泌疾病等妇产科常见疾病，着重从疾病的发病机制、临床表现、诊断要点、鉴别诊断及治疗原则方面作了具体的阐述。本书适用于广大妇产科临床医师、实习医师和医学院校师生参考使用。

图书在版编目（CIP）数据

妇产科急重症临床进展／马艳霞等主编. --上海：上海交通大学出版社，2022.7
ISBN 978-7-313-26430-5

Ⅰ. ①妇… Ⅱ. ①马… Ⅲ. ①妇产科病－急性病－诊疗②妇产科病－险症－诊疗 Ⅳ. ①R710.597

中国版本图书馆CIP数据核字（2022）第119089号

妇产科急重症临床进展
FUCHANKE JIZHONGZHENG LINCHUANG JINZHAN

主　　编：马艳霞　卢　旭　于忠芳　纪　颖

出版发行：上海交通大学出版社　　　　　　地　　址：上海市番禺路951号
邮政编码：200030　　　　　　　　　　　　电　　话：021-64071208
印　　制：广东虎彩云印刷有限公司
开　　本：710mm×1000mm　1/16　　　　经　　销：全国新华书店
字　　数：224千字　　　　　　　　　　　　印　　张：12.75
版　　次：2023年1月第1版　　　　　　　　插　　页：2
书　　号：ISBN 978-7-313-26430-5　　　　印　　次：2023年1月第1次印刷
定　　价：198.00元

编委会

主　编

马艳霞　卢　旭　于忠芳　纪　颖

副主编

温永红　施艳红　佘昌明　贾丽娅

编　委（按姓氏笔画排序）

于忠芳（山东省威海市文登区人民医院）

马艳霞（山东省博兴县人民医院）

卢　旭（山东省聊城市茌平区人民医院）

纪　颖（山东省烟台市蓬莱中医医院）

李春蕊（北京市中日友好医院）

佘昌明（湖北省武汉市江夏区妇幼保健院）

施艳红（山东省宁阳县妇幼保健院）

贾丽娅（江苏省盐城妇幼保健院）

温永红（山东省招远市妇幼保健服务中心）

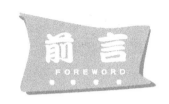

前　言
FOREWORD

　　妇产科学是研究妇女在妊娠、分娩和产褥期的生理和病理,胎儿和新生儿的生理和病理,以及非妊娠状态下妇女生殖系统可能遇到的一切特殊变化的学科。现代分子生物学、肿瘤学、遗传学、生殖内分泌学及免疫学等医学基础理论的深入研究和临床医学诊疗检测技术的进步,极大地拓宽和深化了妇产科学的发展。近年来,我国妇产科疾病的发病率逐渐上升,妇女健康与妇产科疾病的防治问题已引起了社会广泛重视。普及疾病防治知识、关心妇女的身心健康、防治妇产科疾病已经成为医学上重大的攻坚任务。但目前临床上系统、全面地反映当前妇产科诊疗新进展的书籍还很匮乏。因此,为了妇产科医师能够学习并掌握妇产科最新诊疗技术,在医疗过程中对每一个患者进行连续、严密的观察,及时准确地做出分析、判断和处理,更好地服务于广大女性,我们特组织了一批在妇产科领域有着丰富理论知识和临床实践经验的专家,在参考了国内外大量重要文献资料的前提下,编写了《妇产科急重症临床进展》一书。

　　本书从临床实用的角度出发,紧密结合当前妇产科学的发展现状及趋势。首先介绍了女性生殖生理及内分泌调节;然后讲述了女性生殖器官发育异常、女性生殖内分泌疾病等妇产科常见疾病,针对疾病的发病机制、临床表现、诊断要点、鉴别诊断及治疗原则作了详细的阐述。本书内容丰富、资料翔实,集基础理论、技能实践与诊疗经验于一体,总结了最新理论和诊疗技术,科学性和实用性强,适用于广大妇产科临床医师、实习医师和医学院校师生参考使用。

在本书编写过程中,我们竭尽所能,力求表述准确,但由于时间紧迫,书中难免存在不足、疏漏或不当之处,殷切希望广大同道提出宝贵意见,以便今后继续完善。

《妇产科急重症临床进展》编委会

2021 年 10 月

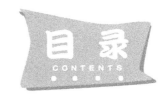

目 录
CONTENTS

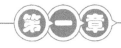

女性生殖生理及内分泌调节

第一节　女性生殖生理特点

一、卵巢功能的兴衰

卵巢的生理功能是产生卵子和女性激素(雌二醇和孕酮);两种功能与卵巢内连续、周而复始的卵泡发育成熟、排卵和黄体形成相伴随,成为卵巢功能期不可分割的整体活动。在女性一生中,卵巢的大小和功能根据促性腺激素的强度有所变化;其功能的兴衰还与卵巢本身所含卵子的数量及伴随排卵的卵泡消耗有关。女性一生卵巢功能的兴衰,按胎儿期、新生儿期、儿童期、成人期4个时期分述。

(一)胎儿期卵巢

人类胎儿期卵巢的发生分4个阶段,包括:①性腺未分化阶段;②性腺分化阶段;③卵原细胞有丝分裂及卵母细胞形成;④卵泡形成阶段。

1.性腺未分化阶段

大约在胚胎的第5周,中肾之上的体腔上皮及其下方的间充质增生,凸向腹腔形成生殖嵴。生殖嵴的上皮细胞向内增生伸入间充质(髓质),形成指状上皮索即原始生殖索,此为性腺内支持细胞的来源,此后原始生殖索消失。原始生殖细胞来自卵黄囊壁内,胚胎第4周仅有1 000～2 000个细胞,胚胎第6周移行到生殖嵴。

生殖细胞在移行过程增殖,至胚胎第6周原始生殖细胞有丝分裂至10 000个,至胚胎第6周末性腺含有生殖细胞和来自体腔上皮的支持细胞及生殖嵴的间充质;生殖细胞是精子和卵子的前体,此时性腺无性别差异,称为原始性腺。

2.性腺分化阶段

胚胎第 6～8 周,性腺向睾丸或向卵巢分化取决于性染色体。Y 染色体上存在一个性别决定区(sex-determining region on the Y chromosome,SRY),它使原始性腺分化为睾丸。当性染色体为 XX 时,体内无决定睾丸分化的基因,原始性腺在胚胎第 6～8 周向卵巢分化,生殖细胞快速有丝分裂为卵原细胞为卵巢分化的第一征象;至 16～20 周卵原细胞达到 600 万～700 万个。

3.卵母细胞形成

胚胎 11～12 周,卵原细胞开始进入第一次减数分裂,此时卵原细胞转变为卵母细胞。至出生时,全部卵母细胞处减数分裂前期的最后阶段——双线期,并停留在此阶段;抑制减数分裂向前推进的因子可能来自颗粒细胞。卵母细胞减数分裂的激活第一次是在排卵时(完成第一次减数分裂),第二次是在精子穿入时(完成第二次减数分裂)。卵母细胞经历二次减数分裂,每次排出一个极体,最后形成成熟卵细胞。

4.卵泡形成阶段

第 18～20 周卵巢髓质血管呈指状,逐渐伸展突入卵巢皮质。随着血管的侵入,皮质细胞团被分割成越来越小的片段。随血管进入的血管周围细胞(间充质或上皮来源为颗粒细胞前体)包绕卵母细胞形成始基卵泡;始基卵泡形成过程与卵母细胞减数分裂是同步的,出生时所有处在减数分裂双线期的卵母细胞均以始基卵泡的形式存在。但卵母细胞一旦被颗粒细胞前体包绕,卵泡即以固定速率进入自主发育和闭锁的轨道。

至出生时卵巢内生殖细胞总数下降至 100 万～200 万个,生殖细胞的丢失发生生殖细胞有丝分裂、减数分裂各个阶段以及最后卵泡形成阶段。染色体异常将促进生殖细胞的丢失,一条 X 染色体缺失(45,X)者的生殖细胞移行及有丝分裂均正常,但卵原细胞不能进入减数分裂,致使卵原细胞迅速丢失,出生时卵巢内无卵泡,性腺呈条索状。

(二)新生儿期卵巢

出生时卵巢直径 1 cm,重量 250～350 mg,皮质内几乎所有的卵母细胞均包含在始基卵泡内;可以看到不同发育程度的卵泡,卵巢可呈囊性,这是因为出生后 1 年内垂体促性腺素中的促卵泡素持续升高对卵巢的刺激,出生 1～2 年促性腺激素水平下降至最低点。

(三)儿童期卵巢

儿童期的特点是血浆垂体促性腺激素水平低下,下丘脑功能活动处抑制状态,垂体对促性腺激素释放激素不反应。但是儿童期卵巢并不是静止的,卵泡仍以固定速率分期分批自主发育和闭锁;当然,由于缺乏促性腺素的支持,卵泡经常是发育到窦前期即闭锁;因此,此期卵泡不可能有充分的发育和功能表现。但卵泡闭锁使卵泡的残余细胞加入卵巢的间质部分,并使儿童期卵巢增大。

(四)成年期(青春期—生殖期—围绝经期—绝经后期)

至青春期启动时,生殖细胞下降到 30 万~50 万个。在以后 35~40 年的生殖期,将有 400~500 个卵泡被选中排卵,每一个卵泡排卵将有 1 000 个卵泡伴随生长,随之闭锁丢失。至绝经期卵泡仅剩几百个,在绝经前的最后 10~15 年,卵泡丢失加速,这可能与该期促性腺素逐渐升高有关。

在女性生殖期,由卵泡成熟、排卵及黄体形成组成的周而复始活动是下丘脑-垂体-卵巢之间相互作用的结果;下丘脑神经激素、垂体促性腺素及卵泡和黄体产生的甾体激素,以及垂体和卵巢的自分泌/旁分泌共同参与排卵活动的调节。

二、女性一生各阶段的生理特点

女性一生根据生理特点可按年龄划分为新生儿期、儿童期、青春期、性成熟期、围绝经期、绝经后期及老年期 6 个阶段。掌握女性各个生理阶段的特点,对各个生理时期的生殖健康保健十分重要。

(一)新生儿期

出生后 4 周内称新生儿期。女性胎儿在母体内受胎盘及母体性腺所产生的女性激素影响,出生时新生儿可见外阴较丰满,乳房隆起或有少许泌乳,出生后脱离胎盘循环,血中女性激素水平迅速下降,可出现少量阴道流血;这些生理变化短期内均自然消退。

(二)儿童期

从出生 4 周到 12 岁左右称儿童期。此期生殖器由于无性激素作用,呈幼稚型,阴道狭长,约占子宫全长的 2/3,子宫肌层薄。在儿童期后期(8 岁以后),下丘脑促性腺激素释放激素(GnRH)抑制状态解除,GnRH 开始分泌,垂体合成和分泌促性腺激素,卵巢受垂体促性腺激素作用开始发育并分泌雌激素。在雌激素作用下逐步出现第二性征发育和女性体态;卵巢内卵泡在儿童期由于自主发育和后期在促性腺激素的作用下耗损,至青春期生殖细胞下降至 30 万个。

(三)青春期

自第二性征开始发育至生殖器官逐渐发育成熟获得生殖能力(性成熟)的一

段生长发育期。世界卫生组织(WHO)将青春期年龄定为 10～19 岁。这一时期的生理特点如下。

1.第二性征发育和女性体态

乳房发育是青春期的第一征象(平均 9.8 岁),以后阴毛腋毛生长(平均 10.5 岁);至 13～14 岁女孩第二性征发育基本达成年型。骨盆横径发育大于前后径;脂肪堆积于胸部、髋部、肩部,形成女性特有体态。

2.生殖器官发育(第一性征)

由于促性腺激素作用卵巢逐渐发育增大,卵泡发育开始和分泌雌激素,促使内、外生殖器开始发育。外生殖器从幼稚型变为成人型,大小阴唇变肥厚,色素沉着,阴阜隆起,阴毛长度和宽度逐渐增加,阴道黏膜变厚并出现皱襞,子宫增大,输卵管变粗。

3.生长突增

在乳房发育开始 2 年以后(11～12 岁),女孩身高增长迅速,每年增高 5～7 cm,最快可达 11 cm,这一现象称生长突增;与卵巢在促性腺激素作用下分泌雌激素,以及与生长激素、胰岛素样生长因子的协同作用有关。直至月经来潮后,生长速度减缓;与此时卵巢分泌的雌激素量增多,具有促进骨骺愈合的作用有关。

4.月经来潮

女孩第一次月经来潮称月经初潮,为青春期的一个里程碑;标志着卵巢产生的雌激素已足以使子宫内膜增殖,在雌激素达到一定水平而有明显波动时,引起子宫内膜脱落即出现月经。月经初潮为卵巢具有产生足够雌激素能力的表现,但由于此时中枢对雌激素的正反馈机制尚未成熟,因而卵泡即使能发育成熟也不能排卵。因此,初潮后一段时期内因排卵机制未臻成熟,月经一般无一定规律,甚至可反复发生无排卵性功能失调性子宫出血。

5.生殖能力

规律的周期性排卵是女性性成熟并获得生殖能力的标志。多数女孩在初潮后需 2～4 年建立规律性周期性排卵;此时女孩虽已初步具有生殖能力,但整个生殖系统的功能尚未完善。

(四)性成熟期

性成熟期一般在 18 岁左右开始,历时 30 年;每个生殖周期生殖器官各部及乳房在卵巢分泌的性激素周期性作用下发生利于生殖的周期性变化。

(五)围绝经期

1994年世界卫生组织将围绝经期定义为始于卵巢功能开始衰退直至绝经后一年内的一段时期。

卵巢功能开始衰退一般始于40岁以后,该期以无排卵月经失调为主要症状,可伴有阵发性潮热、出汗等,历时短至1~2年,长至十余年;若长时间无排卵,子宫内膜长期暴露于雌激素作用,而无孕激素保护,故此时期妇女为子宫内膜癌的高发人群。至卵巢功能完全衰竭时,则月经永久性停止,称绝经。中国妇女的平均绝经年龄为50岁左右。

绝经后卵巢内卵泡发育及雌二醇的分泌停止,此期因体内雌激素的急剧下降,血管舒缩症状加重,并可出现神经精神症状;表现为潮热出汗、情绪不稳定、不安、抑郁或烦躁、失眠等。

(六)绝经后期及老年期

绝经后期是指绝经一年后的生命时期。绝经后期的早期虽然卵巢内卵泡耗竭,卵巢分泌雌激素的功能停止,但卵巢间质尚有分泌雄激素功能,此期经雄激素外周转化的雌酮成为循环中的主要雌激素。肥胖者雌酮转化率高于消瘦者。由于绝经后体内雌激素明显下降,特别是循环中雌二醇降低,出现低雌激素相关症状及疾病,如心血管疾病、骨矿含量丢失等。但由于雌酮升高,以及其对子宫内膜的持续刺激作用,该期仍可能发生子宫内膜癌。妇女60岁以后机体逐渐老化,进入老年期。卵巢间质的内分泌功能逐渐衰退,生殖器官渐萎缩,此时骨质疏松症甚至骨折发生率增加。

第二节　女性生殖内分泌调节

在脑部存在两个调节生殖功能的部位,即下丘脑和垂体。多年来的科学研究已揭示了下丘脑-垂体-卵巢激素的相互作用与女性排卵周期性的动态关系;这种动态关系涉及下丘脑-垂体生殖激素对卵巢功能的调节,以及卵巢激素对下丘脑-垂体分泌生殖激素的反馈调节,此为下丘脑-垂体-卵巢(hypothalamus-pituitary-ovary,H-P-O)的内分泌调节轴。近年研究还发现垂体和卵巢的自分泌/旁分泌在卵巢功能的调节中起重要作用。

在女性生殖周期中卵巢激素的周期性变化对生殖器官的作用,使生殖器官出现有利于生殖的周期性变化。在灵长类,雌性生殖周期若未受孕,则最明显的特征是周期性的子宫内膜脱落所引起的子宫周期性出血,称月经。因而灵长类雌性生殖周期也称月经周期。

一、中枢生殖调节激素

中枢生殖调节激素包括下丘脑和腺垂体分泌的与生殖调节有关的激素。

(一)下丘脑促性腺激素释放激素

1.化学结构

GnRH 是控制垂体促性腺激素分泌的神经激素,其化学结构由 10 个氨基酸(焦谷氨酸、组氨酸、色氨酸、丝氨酸、酪氨酸、甘氨酸、亮氨酸、精氨酸、脯氨酸及甘氨酸)组成。

2.产生部位及运输

GnRH 主要是由下丘脑弓状核的 GnRH 神经细胞合成和分泌的。GnRH 神经元分泌的 GnRH 经垂体门脉血管输送到腺垂体。

3.GnRH 的分泌特点及生理作用

下丘脑 GnRH 的生理分泌称持续的脉冲式节律分泌,其生理作用为调节垂体 FSH 和 LH 的合成和分泌。

4.GnRH 分泌调控

GnRH 的分泌受来自血流的激素信号的调节,如垂体促性腺激素和性激素的反馈调节,包括促进作用的正反馈和抑制作用的负反馈。控制下丘脑 GnRH 分泌的反馈有长反馈、短反馈和超短反馈。长反馈是指性腺分泌到循环中的性激素的反馈作用;短反馈是指垂体激素的分泌对下丘脑 GnRH 分泌的负反馈;超短反馈是指 GnRH 对其本身合成的抑制。另外,来自中枢神经系统更高中枢的信号还可以通过多巴胺、去甲肾上腺素、儿茶酚胺、内啡肽及五羟色胺和褪黑素等一系列神经递质调节 GnRH 的分泌。

(二)垂体生殖激素

腺垂体分泌的直接与生殖调节有关的激素有促性腺激素和催乳素。

1.促性腺激素

促性腺激素包括 FSH 和 LH,它们是由腺垂体促性腺激素细胞分泌的。FSH 和 LH 均为由 α 和 β 两个亚基组成的糖蛋白激素,LH 的相对分子质量约为 28 000,FSH 的相对分子质量约为 33 000。FSH、LH、HCG 和 TSH 4 种激素的α亚基完全相同、β亚基不同。α亚基和β亚基均为激素活性所必需的,单独的α亚基或β亚基不具有生物学活性,只有两者结合形成完整的分子结构才具有活性。

2.催乳素

主要由垂体前叶催乳素细胞合成分泌,催乳素细胞占垂体细胞总数的1/3～1/2。另外,子宫内膜的蜕膜细胞或蜕膜样间质细胞也可分泌少量的催乳素。催乳素能影响下丘脑-垂体-卵巢轴,正常水平的催乳素对卵泡的发育非常重要。过高的催乳素水平会抑制GnRH、LH和FSH的分泌,抑制卵泡的发育和排卵,导致排卵障碍。因此,高催乳素血症患者会出现月经稀发和闭经。

垂体催乳素的分泌主要受下丘脑分泌的激素或因子调控。多巴胺是下丘脑分泌的最主要的催乳素抑制因子,它与催乳素细胞上的 D_2 受体结合后发挥作用。多巴胺能抑制催乳素 mRNA 的表达、催乳素的合成及分泌,它是目前已知的最强的催乳素抑制因子。一旦下丘脑多巴胺分泌减少或下丘脑-垂体间多巴胺转运途径受阻,就会出现高催乳素血症。下丘脑分泌的催乳素释放因子包括促甲状腺素释放激素(TRH)、血管升压素、催产素等。TRH 能刺激催乳素 mRNA 的表达,促进催乳素的合成与分泌。原发性甲状腺功能减退者发生的高催乳素血症就与患者体内的 TRH 升高有关。血管升压素和催产素对催乳素分泌的影响很小,可能不具有临床意义。

许多生理活动都可影响体内的催乳素水平。睡眠后催乳素分泌显著增加,直到睡眠结束。醒后分泌减少。一般来说,人体内催乳素水平在早晨5:00～7:00最高,9:00～11:00最低,下午较上午高。精神状态也影响催乳素的分泌,激动或紧张时催乳素分泌显著增加。另外,高蛋白饮食、性交和哺乳等也可使催乳素分泌增加。

(三)卵巢生理周期及调节

本部分将阐述卵巢内卵泡发育、排卵及黄体形成至退化的生理周期中的变化及调节,以及垂体促性腺激素与卵巢激素相互作用关系;卵巢内激素关系与形态学和自分泌/旁分泌活动的关系使卵巢活动周而复始。

1.卵泡的发育

近年来随着生殖医学的发展,人们对卵泡发育的过程有了进一步的了解。目前认为卵泡的发育成熟过程跨越的时间很长,仅从有膜的窦前卵泡发育至成熟卵泡就需要 85 天。

始基卵泡直径约 30 μm,由一个卵母细胞和一层扁平颗粒细胞组成。新生儿两侧卵巢内共有100万～200万个始基卵泡,青春期启动时有 20 万～40 万个始基卵泡。性成熟期每月有一个卵泡发育成熟,女性一生中共有 400～500 个始基卵泡最终发育成成熟卵泡。

初级卵泡是由始基卵泡发育而来的,直径＞60 μm,此期的卵母细胞增大,颗粒细胞也由扁平变为立方形,但仍为单层。初级卵泡的卵母细胞和颗粒细胞之间出现了一层含糖蛋白膜,称为透明带。透明带是由卵母细胞和颗粒细胞共同分泌形成的。

初级卵泡进一步发育,形成次级卵泡。次级卵泡的直径＜120 μm,由卵母细胞和多层颗粒细胞组成。

初级卵泡和次级卵泡均属窦前卵泡。随着次级卵泡的进一步发育,卵泡周围的间质细胞生长分化成卵泡膜,卵泡膜分为内泡膜层和外泡膜层两层。Gougen 根据卵泡膜内层细胞和颗粒细胞的生长,把有膜卵泡的生长分成 8 个等级。

次级卵泡在第一个月经周期的黄体期进入第 1 级,1 级卵泡仍为窦前卵泡。约 25 天后在第 2 个月经周期的卵泡期发育成 2 级卵泡,此时颗粒细胞间积聚的卵泡液增加融合成卵泡腔,因此这种卵泡被称为窦腔卵泡,从此以后的卵泡均为窦腔卵泡。卵泡液中含有丰富的类固醇激素、促性腺激素和生长因子,它们对卵泡的发育具有极其重要的意义。20 天后在黄体期末转入第 3 级,14 天后转入第 4 级,4 级卵泡直径约 2 mm。10 天后,在第 3 个月经周期的黄体晚期转入第 5 级。5 级卵泡为卵泡募集的对象,被募集的卵泡从此进入第 6、7、8 级,每级之间间隔 5 天。

(1)初始募集:静止的始基卵泡进入卵泡生长轨道的过程称为初始募集,初始募集的具体机制尚不清楚。目前认为静止的始基卵泡在卵巢内同时受到抑制因素和刺激因素的影响,当刺激因素占上风时就会发生初始募集。FSH 水平升高可导致初始募集增加,这说明 FSH 能刺激初始募集的发生。但是始基卵泡上没有 FSH 受体,因此 FSH 对初始募集的影响可能仅仅是一种间接影响。

一些局部生长因子在初始募集的启动中可能起关键作用,如生长分化因子-9(growth differentiation factor-9,GDF-9)和 kit 配体等。GDF-9 是转化生长因子/激活素家族中的一员,它由卵母细胞分泌,对大鼠的初始募集至关重要。GDF-9 发生基因突变时,大鼠的始基卵泡很难发展到初级卵泡。kit 配体是由颗粒细胞分泌的,它与卵母细胞和颗粒细胞上的 kit 受体结合。kit 配体是初始募集发生的关键因子之一。

　　(2)营养生长阶段:从次级卵泡到 4 级卵泡的生长过程很缓慢,次级卵泡及其以后各期卵泡的颗粒细胞上均有 FSH、雌激素和雄激素受体。泡膜层也是在次级卵泡期形成,泡膜细胞上有 LH 受体。由于卵泡上存在促性腺激素受体,所以促性腺激素对该阶段的卵泡生长也有促进作用。

　　不过促性腺激素对该阶段卵泡生长的影响较小。即使没有促性腺激素的影响,卵泡也可以发展成早期窦腔卵泡。与促性腺激素水平正常时的情况相比,缺乏促性腺激素时卵泡生长得更慢,生长卵泡数更少。

　　由于该阶段卵泡的生长对促性腺激素的依赖性很小,可能更依赖卵巢的局部调节,如胰岛素样生长因子和转化生长因子 β 等,因此 Gougeon 称为营养生长阶段。

　　(3)周期募集:在黄体晚期,生长卵泡发育成直径 2～5 mm 的 5 级卵泡。绝大部分 5 级卵泡将发生闭锁,只有少部分 5 级卵泡在促性腺激素(主要是 FSH)的作用下,可以继续生长发育并进入下个月经周期的卵泡期。这种少部分 5 级卵泡被募集到继续生长的轨道的过程就称为周期募集。

　　4 级卵泡以后的各级卵泡的生长对促性腺激素的依赖很大,如果促性腺激素水平比较低,这些卵泡将发生闭锁。另外,雌激素也能促进这些卵泡的生长,因此雌激素有抗卵泡闭锁的作用。在青春期前也有卵泡生长,但是由于促性腺激素水平低,这些生长卵泡在周期募集发生前都闭锁了。在青春期启动后下丘脑-垂体-卵巢轴被激活,促性腺激素分泌增加,周期募集才开始成为可能。

　　在黄体晚期,黄体功能减退,雌孕激素水平下降,促性腺激素水平轻度升高。在升高的促性腺激素的作用下,一部分 5 级卵泡被募集,从而可以继续生长。由此可见,周期募集的关键因素是促性腺激素。

　　(4)促性腺激素依赖生长阶段:周期募集后的卵泡的生长依赖促性腺激素,目前认为 5 级以后卵泡的生长都需要一个最低水平的 FSH,即"阈值"。只有 FSH 水平达到或超过阈值时,卵泡才能继续生长,否则卵泡将闭锁。因此 5 级及其以后的卵泡生长阶段被称为促性腺激素依赖生长阶段。雌激素对该阶段卵泡的生长也有促进作用,雌激素可使卵泡生长所需的 FSH 阈值水平降低。

　　(5)优势卵泡的选择:周期募集的卵泡有多个,但是最终只有一个卵泡发育为成熟卵泡并发生排卵。这个将来能排卵的卵泡被称为优势卵泡,选择优势卵泡的过程称为优势卵泡的选择。

　　优势卵泡的选择发生在卵泡早期(月经周期的第 5～7 天)。目前认为优势卵泡的选择与雌激素的负反馈调节有关,优势卵泡分泌雌激素的能力强,其卵泡液中的雌激素水平高。一方面,雌激素能在卵泡局部协同 FSH,促进颗粒细胞的生长,提高卵泡对 FSH 的敏感性。另一方面,雌激素对垂体 FSH 的分泌具有负反馈抑制作用,使循环中的 FSH 水平下降。卵泡中期,随着卵泡的发育和雌激素分泌的增加,FSH 分泌减少。优势卵泡分泌雌激素能力强,对 FSH 敏感,因此其生长对 FSH 的依赖较小,可继续发育。分泌雌激素能力低的卵泡,其卵泡液中的雌激素水平低,对 FSH 不敏感,生长依赖于高水平的 FSH,FSH 水平下降时它们将闭锁。

(6)排卵:成熟卵泡也被称为 Graffian 卵泡,直径可达 20 mm 上。成熟卵泡破裂,卵母细胞排出,这个过程称为排卵。排卵发生在卵泡晚期,此时雌二醇水平迅速上升并达到峰值,该峰值水平可达 350 pg/mL 以上。高水平的雌二醇对下丘脑-垂体产生正反馈,诱发垂体 LH 峰性分泌,形成 LH 峰。LH 峰诱发排卵,在 LH 峰出现 36 小时后发生排卵。

排卵需要黄体酮和前列腺素。排卵前的 LH 峰诱导颗粒细胞产生孕激素受体,孕激素受体缺陷者存在排卵障碍,这说明孕激素参与排卵的调节。排卵前的 LH 峰激活环氧合酶(cyclooxygenase-2,COX-2)的基因表达,COX-2 合成增加,前列腺素生成增多。前列腺素缺乏会导致排卵障碍,这说明前列腺素也参与排卵的调节。

排卵过程的具体机制尚不清楚,下面把目前的一些认识做一简介。LH 峰激活卵丘细胞和颗粒细胞内的透明质酸酶的基因表达,透明质酸酶的增加使卵丘膨大,目前认为卵泡膨大是排卵的必要条件之一。LH 峰还激活溶酶体酶,在溶酶体酶的作用下排卵斑形成。孕激素的作用是激活排卵相关基因的转录,前列腺素参与排卵斑的形成过程。排卵斑破裂是蛋白水解酶作用的结果,这些酶包括纤溶酶原激活物和基质金属蛋白酶等。

(7)卵泡闭锁:在每一个周期中都有许多卵泡生长发育。但是,最终每个月只有一个卵泡发育为成熟卵泡并排卵,其余的绝大多数(99.9%)卵泡都闭锁了。在卵泡发育的各个时期都可能发生卵泡闭锁。卵泡闭锁属于凋亡范畴,一些生长因子和促性腺激素参与其中。

2.卵母细胞的变化

在卵泡发育的过程中,卵母细胞也发生了重大变化。随着卵泡的增大,卵母细胞的体积也不断增大。始基卵泡的卵母细胞为处于减数分裂前期 I 的初级卵母细胞,LH 峰出现后进入减数分裂中期 I,排卵前迅速完成第一次减数分裂,形成 2 个子细胞:次级卵母细胞和第一极体。次级卵母细胞很快进入减数分裂中期Ⅱ,且停止于该期。直到受精后才会完成第二次减数分裂。

3.卵泡发育的调节

FSH是促进卵泡发育的主要因子之一,窦前期卵泡和窦腔卵泡的颗粒细胞膜上均有FSH受体,FSH本身能上调FSH受体的基因表达。FSH能刺激颗粒细胞的增殖,激活颗粒细胞内的芳香化酶。另外FSH还能上调颗粒细胞上LH受体的基因表达。LH受体分布于卵泡膜细胞和窦期卵泡的颗粒细胞上,它对卵泡的生长发育也很重要。LH的主要作用是促进卵泡膜细胞合成雄激素,后者是合成雌激素的前体。

雌激素参与卵泡生长发育各个环节的调节,颗粒细胞和卵泡膜细胞均为雌激素的靶细胞。雌激素能刺激颗粒细胞的有丝分裂,促进卵泡膜细胞上FSH受体和LH受体的基因表达。雌激素在窦腔形成和优势卵泡选择的机制中居重要地位。雄激素在卵泡发育中的作用目前尚不清楚,但临床上有证据提示,雄激素过多可导致卵泡闭锁。

(四)卵巢的自分泌/内分泌

卵泡内还有许多蛋白因子,如抑制素、激活素、胰岛素样生长因子等,它们也参与卵泡发育的调节,但是具体作用还有待于进一步的研究。

1.抑制素、激活素和卵泡抑素

属同一家族的肽类物质,是由颗粒细胞在FSH作用下产生的。抑制素是抑制垂体FSH分泌的重要因子。激活素的作用是刺激FSH释放,在卵巢局部起增强FSH的作用。卵泡抑素具有抑制FSH活性的作用,此作用可能通过与激活素的结合。

抑制素是由 α、β 两个亚单位组成,其中 β 亚单位主要有两种,即 β_A 和 β_B。α 亚单位和 β_A 亚单位组成的抑制素称为抑制素 A($\alpha\beta_A$),α 亚单位和 β_B 亚单位组成的抑制素称为抑制素 B($\alpha\beta_B$)。激活素是由构成抑制素的 β 亚单位两两结合而成,由两个 β_A 亚单位组成的称为激活素 A($\beta_A\beta_A$),由两个 β_B 亚单位组成的称为激活素 B($\beta_B\beta_B$),由一个 β_A 亚单位和一个 β_B 亚单位组成的称为激活素 AB($\beta_A\beta_B$)。近年又有一些少见的 β 亚单位被发现,目前尚不清楚它们的分布和作用。

在整个卵泡期抑制素 A 水平都很低,随着 LH 的出现,抑制素 A 的水平也开始升高,黄体期达到峰值,其水平与孕酮水平平行。黄体晚期抑制素水平很低,此时 FSH 水平升高,5 级卵泡募集。卵泡早期,FSH 水平升高,激活素和抑制素 B 水平也升高。卵泡中期抑制素 B 达到峰值,此时由于卵泡的发育和抑制素 B 水平的升高,FSH 水平下降,因此发生了优势卵泡的选择。优势卵泡主要分泌抑制素 A。排卵后,黄体形成,黄体主要分泌激活素 A 和抑制素 A。因此卵泡晚期和黄体期,抑制素 B 水平较低。绝经后,卵泡完全耗竭,抑制素分泌也停止。除卵巢外,体内其他一些组织器官也分泌激活素,因此绝经后妇女体内的激活素水平没有明显的变化。由于抑制素 B 主要由早期卵泡分泌,因此它可以作为评估卵巢储备功能的指标。同样的道理,抑制素 A 可以作为评估优势卵泡发育情况的指标。

2.胰岛素样生长因子(insulin-like growth factor,IGF)

为低相对分子质量的单链肽类物质,其结构和功能与胰岛素相似,故称之。IGF 有两种:IGF-Ⅰ和 IGF-Ⅱ。循环中的 IGF-Ⅰ由肝脏合成(生长激素依赖),通过循环到达全身各组织发挥生物效应。近年,大量研究表明,体内多数组织能合成 IGF-Ⅰ,其产生受到生长激素或器官特异激素的调节。卵巢产生的 IGF 量仅次于子宫和肝脏。在卵巢,IGF 产生于卵泡颗粒细胞和卵泡膜细胞,促性腺素对其产生具有促进作用。

IGF 对卵巢的作用已经阐明,IGF 受体在人卵巢的颗粒细胞和卵泡膜细胞均有表达。已证明 IGF-Ⅰ具有促进促性腺素对卵泡膜和颗粒细胞的作用,包括颗粒细胞增殖、芳香化酶活性、LH 受体合成及抑制素的分泌。IGF-Ⅱ对颗粒细胞有丝分裂也有刺激作用。在人类卵泡细胞,IGF-Ⅰ协同 FSH 刺激蛋白合成和类固醇激素合成。在颗粒细胞上出现 LH 受体时,IGF-Ⅰ能提高 LH 的促孕酮合成作用及刺激颗粒细胞黄体细胞的增殖。IGF-Ⅰ与 FSH 协同促进排卵前卵泡的芳香化酶活性。因此,IGF-Ⅰ对卵巢雌二醇和孕酮的合成均具有促进作用。另外,IGF-Ⅰ的促卵母细胞成熟和促受精卵卵裂的作用在动物实验中得到证实;离体实验表明,IGF-Ⅰ对人未成熟卵具有促成熟作用。

有 6 种 IGF 结合蛋白(insnlin like growth binding proteins,IGFBPs),即 IGFBP-1 到 IGFBP-6,其作用是与 IGF 结合,调节 IGF 的作用。游离状态的 IGFs 具有生物活性,与 IGFBP 结合的 IGFs 无生物活性。另外,IGFBPs 对细胞还具有与生长因子无关的直接作用。卵巢局部产生的 IGFBP 其基本功能是通过在局部与 IGFs 结合,从而降低 IGFs 的活性。

IGF 的局部活性还可受到蛋白水解酶的调节,蛋白水解酶可调节 IGFBP 的活性。雌激素占优势的卵泡液中 IGFBP-4 浓度非常低;相反雄激素占优势的卵泡液中有高浓度的 IGFBP-4;蛋白水解酶可降低 IGFBP 的活性及提高 IGF 的活性,这是保证优势卵泡正常发育的另一机制。

3.抗米勒激素

由颗粒细胞产生,具有抑制卵母细胞减数分裂和直接抑制颗粒细胞和黄体细胞增殖的作用,并可抑制 EGF 刺激的细胞增殖。

4.卵母细胞成熟抑制因子(oocyte maturation inhibitor,OMI)

由颗粒细胞产生具有抑制卵母细胞减数分裂的作用,卵丘的完整性是其活性的保证,LH 排卵峰能克服或解除其抑制作用。

5.内皮素-1

内皮素-1是肽类物质,产生于血管内皮细胞,以前称为黄素化抑制因子;具有抑制 LH 促进的孕酮分泌。

(五)黄体

排卵后卵泡壁塌陷,卵泡膜内的血管和结缔组织伸入颗粒细胞层。在 LH 的作用下,颗粒细胞继续增大,空泡化,积聚黄色脂质,形成黄色的实体结构,称为黄体。颗粒细胞周围的卵泡膜细胞也演化成卵泡膜黄体细胞,成为黄体的一部分。如不受孕,黄体仅维持 14 天,以后逐渐被结缔组织取代,形成白体。受孕后黄体可维持 6 个月,以后也将退化成白体。

LH 是黄体形成的关键因素,研究表明它对黄体维持也有重要的意义。在黄体期,黄体细胞膜上的 LH 受体数先进行性增加,以后再减少。但是即使在黄体晚期,黄体细胞上也含有大量的 LH 受体。缺少 LH 时,黄体酮分泌会明显减少。

在非孕期,黄体的寿命通常只有 14 天左右。非孕期黄体退化的机制目前尚不清楚,用 LH 及其受体的变化无法解释。有学者认为可能与一些调节细胞凋亡的基因有关。

二、下丘脑-垂体-卵巢轴激素的相互关系

下丘脑-垂体-卵巢轴是一个完整而协调的神经内分泌系统。下丘脑通过分泌 GnRH 控制垂体 LH 和 FSH 的释放,从而控制性腺发育和性激素的分泌,卵巢在促性腺激素作用下,发生周期性排卵并伴有卵巢性激素分泌的周期性变化;而卵巢性激素对中枢生殖调节激素的合成和分泌又具有反馈调节作用,从而使循环中 LH 和 FSH 呈密切相关的周期性变化。

性激素反馈作用于中枢使下丘脑 GnRH 和垂体促性腺激素合成或分泌增加时,称正反馈;反之使下丘脑 GnRH 和垂体促性腺激素合成或分泌减少时,称负反馈。

循环中雌激素当低于 200 pg/mL 时对垂体 FSH 的分泌起抑制作用(负反馈);因此,在卵泡期,随着卵泡发育,由于卵巢分泌雌激素的增加,垂体释放 FSH 受到抑制,使循环中 FSH 下降。当卵泡接近成熟时,卵泡分泌雌激素使循环中雌激素达到高峰,当循环中雌激素浓度达到或高于 200 pg/mL 时,即刺激下丘脑 GnRH 和垂体 LH、FSH 大量释放(正反馈),形成循环中的 LH、FSH 排卵峰。然后成熟卵泡在 LH、FSH 排卵峰的作用下排卵,继后黄体形成,卵巢不仅分泌雌激素,还分泌孕酮。黄体期无论是垂体 LH 和 FSH 的释放还是合成均受到抑制作用,循环中 LH、FSH 下降,卵泡发育受限制;黄体萎缩时,循环中雌激素和孕激素水平下降。可见下丘脑-垂体-卵巢轴分泌的激素的相互作用是女性生殖周期运转的机制,卵巢是调节女性生殖周期的重要环节。若未受孕,卵巢黄体萎缩,致使子宫内膜失去雌、孕激素的支持而萎缩、坏死,引起子宫内膜脱落和出血。因此月经来潮是一个生殖周期生殖的失败及一个新的生殖周期开始的标志。

第三节　子宫内膜及其他生殖器官的周期性变化

卵巢周期中,卵巢分泌的雌、孕激素作用于子宫内膜及生殖器官,使其发生支持生殖的周期性变化。

一、子宫内膜周期性变化及月经

(一)子宫内膜的组织学变化

子宫内膜在解剖结构上分为基底层和功能层。基底层靠近子宫肌层,对月经周期中激素变化没有反应;功能层是由基底层再生的增殖带,在月经周期受卵巢雌、孕激素的序贯作用发生周期性变化,若未受孕则功能层在每一周期最后脱落伴子宫出血,临床上表现为月经来潮。以月经周期为 28 天为例来描述子宫内膜的组织学形态变化。

1.增殖期

子宫内膜受雌激素影响,内膜的各种成分包括表面上皮、腺体和腺上皮、间质及血管均处在一个增殖生长过程,称为增殖期。与卵巢的卵泡期相对应,子宫内膜的增殖期一般持续 2 周,生理情况下可有 10～20 天波动。子宫内膜厚度自

0.5 mm 增加到 3.5～5.0 mm，以腺体增殖反应最为明显。根据增殖程度一般将其分为早、中和晚期增殖 3 个阶段。增殖期早期（28 天周期的第 4～7 天），腺体狭窄呈管状，内衬低柱状上皮，间质细胞梭形，排列疏松，胞浆少，螺旋小动脉位于内膜深层；增殖期中期（28 天周期的第 8～10 天），腺体迅速变长而扭曲，腺上皮被挤压呈高柱状，螺旋小动脉逐渐发育，管壁变厚；增殖晚期（28 天周期的第 11～14 天），相当于卵泡期雌激素分泌高峰期，子宫内膜雌激素浓度也达高峰，子宫内膜腺体更加弯曲，腺上皮细胞拥挤，致使细胞核不在同一平面而形成假复层，此时腺体向周围扩张，可与邻近腺体紧靠，朝内膜腔的子宫内膜表面形成一层连续的上皮层，含致密的细胞成分的内膜基质此时因水肿变疏松。内膜功能层上半部，间质细胞胞质中含极丰富的 RNA，而下半部的间质细胞仅含少量 RNA，此两部分以后分别成为致密层和海绵层，螺旋小动脉在此期末到达子宫内膜表面的上皮层之下，并在此形成疏松的毛细管网。雌激素作用的子宫内膜生长的另一重要特征是纤毛和微绒毛细胞增加；纤毛发生在周期的第 7～8 天，随着子宫内膜对雌激素反应性增加，围绕腺体开口的纤毛细胞增加，对内膜分泌期的分泌活动十分重要；细胞表面绒毛的生成也是雌激素作用的结果，绒毛是细胞质的延伸，起到增加细胞表面营养物质交换的作用。增殖期是以有丝分裂活动为特征，细胞核 DNA 增加，胞质 RNA 合成增加，在子宫的上 2/3 段的子宫内膜功能层即胚泡常见的着床部位最为明显。

2.分泌期

排卵后，子宫内膜除受雌激素影响外，主要受黄体分泌的孕酮的作用；子宫内膜尽管仍受到雌激素的作用，但由于孕酮的抗雌激素作用，使子宫内膜的总高度限制在排卵前范围（5～6 mm）。上皮的增殖在排卵后 3 天停止，内膜内其他各种成分在限定的空间内继续生长，导致腺体进行性弯曲及螺旋动脉高度螺旋化。孕酮作用的另一重要特征是使子宫内膜的腺体细胞出现分泌活动，故称为分泌期。根据腺体分泌活动的不同阶段，将分泌期分为早、中和晚期三个阶段。分泌期早期（28 天周期的第 16～19 天），50％以上的腺上皮细胞核下的细胞质内出现含糖原的空泡，称核下空泡，为分泌早期的组织学特征；分泌期中期（28 天周期的 20～23 天），糖原空泡自细胞核下逐渐向腺腔移动，突破腺细胞顶端胞膜，排到腺腔，称顶浆分泌，为分泌中期的组织学特征，此过程历经 7 天。内膜分泌活动在中期促性腺素峰后 7 天达高峰，与胚泡种植时间同步。周期的第 21～22 天为胚泡种植的时间，此时另一突出的特征是子宫内膜基质高度水肿，此变化是由于雌、孕激素作用于子宫内膜产生前列腺素使毛细血管通透性增加所致。分泌晚期(28 天周期的第 24～28 天),腺体排空,见弯曲扩张的腺体,间质稀少,基质水肿使子宫内膜呈海绵状;此时表层上皮细胞下的间质分化为肥大的前脱膜细胞,其下方的间质细胞分化为富含松弛素颗粒的颗粒间质细胞;排卵后第 7～13 天(月经周期的第 21～27)子宫内膜分泌腺扩张及扭曲最明显;至排卵后第 13 天,子宫内膜分为 3 带:不到 1/4 的组织是无变化的基底层,子宫内膜中部(约占子宫内膜的 50％)为海绵层,含高度水肿的间质和高度螺旋化动脉以及分泌耗竭扩张的腺体。在海绵层之上的表层(约占 25％高度)是致密层,由水肿肥大的呈多面体的间质细胞呈砖砌样致密排列。

3.月经期

即为子宫内膜功能层崩解脱落期。在未受孕情况下,黄体萎缩,雌孕激素水平下降,子宫内膜失去激素支持后最明显的变化是子宫内膜组织的萎陷和螺旋动脉血管明显的舒缩反应。在恒河猴月经期观察到性激素撤退时子宫内膜的血管活动顺序是:随着子宫内膜的萎陷,螺旋动脉血流及静脉引流减少;继而血管扩张;以后是螺旋动脉呈节律的收缩和舒张;血管痉挛性收缩持续时间一次比一次长,且一次比一次强,最后导致子宫内膜缺血发白。组织分解脱落机制如下。

(1)血管收缩因子:上述这些变化开始于月经前 24 小时,导致内膜缺血和淤血;接着血管渗透性增加,白细胞由毛细血管渗透到基质,血管的舒张变化使红细胞渗出至组织间隙,血管表面凝血块形成。此时,分泌期子宫内膜上因组织坏死释放的前列腺素 $PGF_{2\alpha}$ 及 PGF_{E2} 水平达到最高;来自腺体细胞的前列腺素 $PGF_{2\alpha}$ 及脱膜间质细胞的内皮素-I 是强效血管收缩因子,血小板凝集产生的血栓素 A(TXA_2)也具有血管收缩作用,从而使经期发生血管及子宫肌层的节律性收缩,而且全内膜血管收缩在整个经期呈进行性加强,使内膜功能层迅速缺血坏死崩解。

(2)溶酶体酶释放:在内膜分泌期的前半阶段,一些强效的组织溶解酶均限制在溶酶体内,这是因为孕酮具有稳定溶酶体膜的作用。伴随雌、孕激素水平的下降,溶酶体膜不能维持,酶释放到内皮细胞的细胞质,最后到细胞间隙,这些活性酶将消化细胞导致前列腺素的释放,红细胞外渗,促进组织坏死和血栓形成。

(3)基质金属蛋白酶家族:具有降解细胞外基质及基底膜的各种成分,包括胶原蛋白、明胶等。当孕酮从子宫内膜细胞撤退时引起基质金属蛋白酶的分泌,从而导致细胞膜的崩解及细胞外基质的溶解。

(4)细胞凋亡:有相当证据表明细胞因子中,肿瘤坏死因子(tumor necrosis factor,TNF)是引起细胞凋亡的信号。月经期子宫内膜细胞上 TNF-α 的分泌达到高峰,可抑制子宫内膜的增殖引起细胞凋亡;引起粘连蛋白的丢失,而粘连蛋白的丢失引起细胞间联系的中断。

(二)月经临床表现

正常月经具有周期性,间隔为 24～35 日,平均 28 日;每次月经持续时间称经期,为 2～6 天;出血的第 1 日为月经周期的开始。经量为一次月经的总失血量,月经开始的头 12 小时一般出血量少,第 2～3 日出血量最多,第 3 日后出血量迅速减少。正常月经量为 30～50 mL,超过 80 mL 为月经过多。尽管正常月经的周期间隔、经期及经量均因人而异,但对有规律排卵的妇女(个体)而言,其月经类型相对稳定。月经类型包括周期间隔、经期持续日数及经量变化特点等的任何偏转,均可能是异常子宫出血,而非正常月经。经期一般无特殊症状,但由于前列腺素的作用,有些妇女下腹部及腰骶部有下坠不适或子宫收缩痛,并可出现腹泻等胃肠功能紊乱症状。少数患者可有头痛及轻度神经系统不稳定症状。

二、其他部位生殖器官的周期性变化

(一)输卵管的周期变化

输卵管在生殖中的作用是促进配子运输、提供受精场所和运输早期胚胎。输卵管可分为 4 部分:伞部、壶腹部、峡部和间质部。每一部分都有肌层和黏膜层,黏膜层由上皮细胞组成,包括纤毛细胞和分泌细胞。

伞部的主要功能是拾卵,这与该部位的纤毛细胞的纤毛向子宫腔方向摆动有关。壶腹部是受精的场所,该部位的纤毛细胞的纤毛也向子宫腔方向摆动。峡部的肌层较厚,黏膜层较薄。间质部位于子宫肌壁内,由较厚的肌层包围。

拾卵是通过输卵管肌肉收缩和纤毛摆动实现的,卵子和胚胎的运输主要是靠输卵管肌肉收缩实现的,纤毛运动障碍可造成输卵管性不孕。肌肉收缩和纤毛活动受卵巢类固醇激素的调节。雌激素促进纤毛的生成;孕激素使上皮细胞萎缩,纤毛脱落。

输卵管液是配子和早期胚胎运输的介质,输卵管液中的成分随月经周期发生周期性变化。

(二)子宫颈黏液的周期变化

子宫颈黏液(cervical mucus scors,CS)主要由子宫颈内膜腺体的分泌物组成,此外还包括少量来自子宫内膜和输卵管的液体以及子宫腔和子宫颈的碎屑和白细胞。子宫颈黏液的分泌受性激素的调节,随月经周期发生规律变化。

1.子宫颈黏液的成分

子宫颈黏液由水、无机盐、低分子有机物和大分子的有机物组成。水是子宫颈黏液中最主要的成分,占总量的 85%～95%。无机盐占总量的 1%,其主要成分为氯化钠。低分子有机化合物包括游离的单糖和氨基酸,大分子的有机化合物包括蛋白质和多糖。

2.羊齿植物叶状结晶

羊齿植物叶状结晶(简称羊齿状结晶)是由蛋白质或多糖与电解质结合而成的。羊齿状结晶并不是子宫颈黏液所特有的,它可以出现在含有电解质、蛋白质或胶态的溶液中,如鼻黏液、唾液、羊水、脑脊液等。一般在月经周期的第 8～10 天开始出现羊齿状结晶,排卵前期达到高峰。排卵后,在孕激素的作用下羊齿状结晶消失。

3.子宫颈分泌的黏液量

子宫颈腺体的分泌量随月经周期发生变化。卵泡早中期子宫颈每天可分泌黏液 20～60 mg,排卵前分泌量可增加 10 倍,每天高达 700 mg。在子宫颈黏液分泌量发生变化的同时,子宫颈黏液的性质也发生了变化。此时的子宫颈黏液拉丝度好,黏性低,有利于精子的穿透。排卵后子宫颈黏液分泌量急剧减少,黏性增加。妊娠后黏液变得更厚,形成黏液栓堵住子宫颈口,可防止细菌和精子的穿透。

(三)阴道上皮周期变化

阴道黏膜上皮细胞受雌、孕激素的影响,也发生周期变化。雌激素使黏膜上皮增生,脱落细胞群中的成熟细胞数量相对增加。孕激素使阴道黏膜上皮细胞大量脱落,中层细胞数量增加。因此我们可以根据阴道脱落细胞来评价女性生殖内分泌状况。

(四)乳房周期性变化

雌激素作用引起乳腺管的增生,而孕酮则引起乳腺小叶及腺泡生长。在月经前 10 天,许多妇女有乳房肿胀感和疼痛,可能是由于乳腺管的扩张,充血以及乳房间质水肿导致的。月经期由于雌、孕激素撤退,所有这些变化的伴随症状将全部消退。

三、临床特殊情况的思考和建议

本部分介绍了有关垂体与卵巢激素之间的动态关系及女性生殖的周期性特征。与卵巢组织学及自分泌/旁分泌活动相关联的激素变化,使女性生殖内分泌调节系统得以周而复始的周期性运行;此不仅涉及垂体促性腺激素对卵巢卵泡发育、排卵及黄体形成的调节作用,而且涉及伴随卵巢上述功能活动和形态变化的激素分泌对垂体促性腺激素的合成和分泌的反馈调节。女性生殖器官在激素周期性作用下,发生着有利于支持生殖的变化,女性的月经生理则包含卵巢激素作用下的子宫内膜变化和出血机制及相关联的临床表现。而激素对生殖器官的生物学效应常用于临床判断有无激素作用和激素作用的程度。对上述生殖周期中生理调节机制的理解是对女性内分泌失常及其所导致的生殖生理功能障碍诊断和处理的基础。对本章生殖生物学的有关知识的充分理解,并且融会贯通,则不仅有益于临床上正确判断疾病和合理治疗的临床思考,而且是临床上遇到难题-解决问题-创意思维所必备的基础。

　　规律的月经是女性生殖健康和女性生殖内分泌功能正常运行的标志。一旦出现月经失调,则为生殖内分泌失调的信号。妇科内分泌医师对每一例月经失调的临床思考与其他疾病的共同点是首先找病因即诊断,然后考虑对患者最有利的治疗。但是,由于月经失调对妇女健康影响的特殊性,比如出现影响健康的慢性贫血甚至危及生命的子宫大出血,或由于长期无排卵月经失调使子宫内膜长期暴露于雌激素作用,而无孕激素保护,导致子宫内膜增生病变,如简单型增生、复杂型增生、不典型增生甚至癌变,则必须先针对当时情况处理,前者先止血,后者应先进行转化内膜的治疗。对无排卵性的子宫出血的止血往往采用性激素止血,选用哪类激素止血还应根据患者出血时出血量多少及子宫内膜厚度等因素来决定,对子宫内膜增生病变则需采用对抗雌激素作用的孕激素治疗以转化内膜。临床上,常常是不同的治疗方案可获得相同的治疗效果。因此,并不要求治疗方案的统一,但治疗原则必须基于纠正因无排卵导致的正常月经出血自限机制的缺陷,采用药物逆转雌激素持续作用导致的病变,以及选择不良反应最小的药物,最小有效剂量达到治疗目的的应是最佳治疗方案。

　　月经失调的病因诊断则需基于病史和生殖内分泌激素的测定,比如有精神打击、过度运动、节食等应激病史的患者,促性腺激素 LH 低于 3 IU/L 者则可判断为应激所致的低促性腺激素性月经失调,此类患者往往开始表现为月经稀少,最后闭经;伴有阵发性潮热症状患者,测定促性腺激素 FSH 水平高于 15 IU/L 者,则判断为卵巢功能衰退引起的月经失调,FSH 高于 30 IU/L 者则判断为卵巢功能衰竭。上述疾病的诊断是基于下丘脑-垂体-卵巢轴激素的动态关系。应激性低促性腺激素闭经者应对其进行心理疏导,去除应激原;无论是低促性腺激素性或卵巢功能衰退引起的促性腺激素升高的月经失调,存在低雌激素血症者均应给予雌激素替代,雌激素替代是低雌激素患者的基本疗法,这是因为雌激素不仅是维持女性生殖器官发育的激素,而对女性全身健康如青少年骨生长,骨量蓄积及成年人骨量的维持及心血管健康都是必需的。但是,有些月经失调患者如多囊卵巢综合征,常存在多种激素分泌异常、交互影响的复杂病理生理环路,因而治疗应着眼于初始作用,或从多个环节阻断病理生理的恶性循环,后者为综合治疗。

综上所述,月经失调是女性生殖内分泌失常的信号,生殖内分泌失常的病因诊断需要检查维持正常月经的生殖轴功能(生殖激素水平)及有无其他内分泌腺异常干扰。对生殖内分泌失常治疗的临床思考,则不仅仅是去除病因,还应考虑到生殖内分泌失常对女性健康的影响,如月经失调引起的子宫异常出血和子宫内膜病变的治疗;雌激素替代的治疗适合于低雌激素的卵巢功能低落者;正常月经来潮及促进排卵功能恢复的治疗则应针对病因的个体化治疗。因此生殖内分泌失常的治疗往往是病因治疗、激素治疗、促进排卵功能的恢复三方面,需个性化,据病情实施。

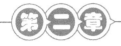

女性生殖器官发育异常

第一节 外生殖器发育异常

女性外生殖器发育异常中较常见的有处女膜闭锁和外生殖器男性化。

一、处女膜闭锁

处女膜闭锁又称无孔处女膜。系发育过程中,阴道末端的泌尿生殖窦组织未腔化所致。由于无孔处女膜使阴道和外界隔绝,故阴道分泌物或月经初潮的经血排出受阻,积聚在阴道内。有时经血可经输卵管倒流至腹腔。若不及时切开,反复多次的月经来潮使积血增多,发展为子宫腔积血,输卵管可因积血粘连而伞端闭锁。

(一)临床表现

绝大多数患者至青春期发生周期性下腹坠痛,呈进行性加剧。严重者可引起肛门或阴道部胀痛和尿频等症状。检查可见处女膜膨出,表面呈蓝紫色;肛诊可扪及阴道膨隆,凸向直肠;并可扪及盆腔肿块,用手指按压肿块可见处女膜向外膨隆更明显。偶有幼女因大量黏液潴留在阴道内,导致处女膜向外凸出而确诊。盆腔 B 超检查可见子宫和阴道内有积液。

(二)治疗

先用粗针穿刺处女膜膨隆部,抽出积血可以送检进行细菌培养及抗生素敏感试验,而后再 X 形切开,排出积血,常规检查子宫颈是否正常,切除多余的处女膜瓣,修剪处女膜,再用可吸收缝线缝合切口边缘,使开口成圆形,必要时术后给予抗感染药物。

二、外生殖器男性化

外生殖器男性化系外生殖器分化发育过程中受到大量雄激素影响所致。常见于真两性畸形、先天性肾上腺皮质增生或母体在妊娠早期接受具有雄激素作用的药物治疗。

(一)病因

1.真两性畸形

染色体核形多为 46XX,46XX/46XY 嵌合体,46XY 少见。患者体内同时存在睾丸和卵巢两种性腺组织,较多见的是性腺内含有卵巢与睾丸组织,又称卵睾;也可能是一侧为卵巢,另一侧为睾丸。真两性畸形患者外生殖器的形态很不一致,多数为阴蒂肥大或阴茎偏小。

2.先天性肾上腺皮质增生

为常染色体隐性遗传性疾病。系胎儿肾上腺皮质合成皮质酮或皮质醇的酶(如 21-羟化酶、11β-羟化酶和 3β-羟类固醇脱氢酶)缺乏,不能将 17α-羟孕酮羟化为皮质醇或不能将孕酮转化为皮质酮,因此其前质积聚,并向雄激素转化,产生大量雄激素。

3.副中肾管无效抑制引起的异常

表现为外生殖器模糊,如雄激素不敏感综合征(即睾丸女性化综合征),患者虽然存在男性性腺,但因其雄激素敏感细胞质受体蛋白基因缺失,雄激素未能发挥正常的功能,副中肾管抑制因子水平低下,生殖器向副中肾管方向分化,形成女性外阴及部分阴道,使基因型为男性的患者出现女性表型。

4.外在因素

影响生殖器官的药物主要为激素类药物。妊娠早期服用雄激素类药物,可发生女性胎儿阴道下段发育不全,阴蒂肥大及阴唇融合等发育异常;妊娠晚期服用雄激素可致阴蒂肥大。

(二)临床表现

阴蒂肥大,有时显著增大似男性阴茎。严重者伴有阴唇融合,两侧大阴唇肥厚有皱,并有不同程度的融合,类似阴囊。

(三)诊断

1.病史和体征

询问患者母亲在妊娠早期是否曾接受具有雄激素作用的药物治疗,家族中有无类似畸形患者。检查时应了解阴蒂大小,尿道口与阴道口的位置,有无阴道和子宫。同时检查腹股沟与大阴唇,了解有无异位睾丸。

2.实验室检查

疑真两性畸形或先天性肾上腺皮质增生时,应检查染色体核型。前者染色体核型多样,后者则为46XX。应行血内分泌测定,血睾酮呈高值;有条件者可查血清17α-羟孕酮值,数值呈增高表现。

3.影像学检查

超声检查了解盆腔内性腺情况,必要时可磁共振显像帮助诊断。

4.性腺活检

可通过腹腔镜检查进行性腺活检,确诊是否为真两性畸形。

(四)治疗

应尊重患者的性别取向决定手术方式。多数取向女性,可行肥大阴蒂部分切除,使保留的阴蒂接近正常女性阴蒂大小,同时手术矫正外阴部其他畸形。

1.真两性畸形

腹腔内或腹股沟处的睾丸有恶变,应将腹腔内或腹股沟处的睾丸或卵睾切除,保留与外生殖器相适应的性腺,并以此性别养育。

2.先天性肾上腺皮质增生

先给予肾上腺皮质激素治疗,减少血清睾酮含量至接近正常水平,再作阴蒂部分切除整形术和其他畸形的相应矫正手术。

第二节　阴道发育异常

阴道由副中肾管(又称米勒管)和泌尿生殖窦发育而来。在胚胎第6周,在中肾管(又称午非管)外侧,体腔上皮向外壁中胚叶凹陷成沟,形成副中肾管。双侧副中肾管融合形成子宫和部分阴道。胚胎6~7周,原始泄殖腔被尿直肠隔分隔为泌尿生殖窦。在胚胎第9周,双侧副中肾管下段融合,其间的纵向间隔消失,形成子宫阴道管。泌尿生殖窦上端细胞增生,形成实质性的窦—阴道球,并进一步增殖形成阴道板。自胚胎11周起,阴道板开始腔化,形成阴道。目前大多数研究认为,阴道是副中肾管在雌激素的影响下发育而成的,从胚胎第5周体腔上皮卷折到胚胎第 8 周与泌尿生殖窦融合,其间任何时间副中肾管发育停止,泌尿生殖窦发育成阴道的过程都会停止。因此副中肾管的形成和融合过程异常以及其他致畸因素均可引起阴道的发育异常。

阴道发育异常可分为 3 类:先天性无阴道、副中肾管尾端融合异常和阴道腔化障碍。临床上可见以下几种异常。

一、先天性无阴道

先天性无阴道系双侧副中肾管发育不全或双侧副中肾管尾端发育不良所致。目前所知,先天性无阴道既非单基因异常的结果,也非致癌物质所致。发生率为 1/5 000～1/4 000,先天性无阴道几乎均合并无子宫或仅有始基子宫,卵巢功能多为正常。

(一)临床表现

原发性闭经及性生活困难。极少数具有内膜组织的始基子宫患者因经血无正常流出通道,可表现为周期性腹痛。检查可见患者体格、第二性征以及外阴发育正常,但无阴道口,或仅在前庭后部见一浅凹。偶见短浅阴道盲端。常伴子宫发育不良(无子宫或始基子宫)。45%～50%的患者伴有泌尿道异常,10%伴有脊椎异常。此病须与处女膜闭锁和雄激素不敏感综合征相鉴别。肛诊时,处女膜闭锁可扪及阴道内肿块,向直肠膨隆,子宫正常或增大,B超检查有助于鉴别诊断。雄激素不敏感综合征为 X 连锁隐性遗传病,染色体核型为 46,XY 血清睾酮为男性水平。而先天性无阴道为 46,XX,血清睾酮为女性水平。

(二)治疗

1.模具顶压法

用木质或塑料阴道模具压迫阴道凹陷,使其扩张并延伸到接近正常阴道的长度。适用于无子宫且阴道凹陷组织松弛者。

2.阴道成形术

方法多种,各有利弊。常见术式有羊膜阴道成形术、盆腔腹膜阴道成形术、乙状结肠代阴道术、皮瓣阴道成形术和外阴阴道成形术等多种方法。若有正常子宫,应设法使阴道与子宫颈连通。

二、阴道闭锁

(一)定义

阴道闭锁为泌尿生殖窦未参与形成阴道下段所致。根据闭锁的解剖学特点将其分为两种类型。Ⅰ型阴道闭锁:闭锁位于阴道下段,长度 2～3 cm,其上多为正常阴道,子宫体及宫颈均正常。Ⅱ型阴道闭锁:即阴道完全闭锁,多合并有子宫颈发育不良,子宫体正常或畸形,内膜可有正常分泌功能。

(二)临床表现

症状与处女膜闭锁相似,绝大多数表现为青春期后出现逐渐加剧的周期性下腹痛,但无月经来潮。严重者伴有便秘、肛门坠胀、尿频或尿潴留等症状。检查时无阴道开口,但闭锁处黏膜表面色泽正常,亦不向外膨隆,肛查可扪及向直肠凸出的阴道积血包块,其位置较处女膜闭锁高。

(三)治疗

治疗应尽早手术。

1.Ⅰ型阴道闭锁

术时应先用粗针穿刺阴道黏膜,抽到积血并以此为指示点,切开闭锁段阴道,排出积血,常规检查宫颈是否正常,切除多余闭锁的纤维结缔组织,充分扩张闭锁段阴道,利用已游离的阴道黏膜覆盖创面。术后放置模型,定期扩张阴道以防粘连、瘢痕挛缩。

2.Ⅱ型阴道闭锁

可先行腹腔镜探查术,了解子宫发育情况、盆腔内有无子宫内膜异位及粘连。对子宫畸形、子宫发育不良或继发重度子宫内膜异位症者,可切除子宫。如保留子宫则需行阴道成形术、宫颈再造术及阴道子宫接通术,且手术效果欠佳。

三、阴道纵隔

(一)定义

为双侧副中肾管会合后,其尾端纵隔未消失或部分消失所致。纵隔多位于正中,也可偏于一侧或同时伴有一侧的阴道下段闭锁。可分为完全纵隔与不完全纵隔两种。完全纵隔也称双阴道,常合并双宫颈、双子宫。

(二)临床表现

(1)阴道完全纵隔者无症状,不影响性生活,也可经阴道分娩。不完全纵隔者可有性交困难或不适,或分娩时胎先露下降受阻,导致产程进展缓慢。

(2)妇科检查即可确诊:阴道检查可见阴道被一纵形黏膜壁分为两条纵形通道,黏膜壁上端近宫颈,完全纵隔下端达阴道口,不完全纵隔未达阴道口。

(三)治疗

如无症状、不影响性生活和分娩者,可不予治疗,否则应行纵隔切除术,缝合创面,以防粘连。如分娩时发现且阻碍先露下降时,可将纵隔中央切断,胎儿娩出后再将多余的黏膜瓣切除,缝合黏膜边缘。

四、阴道斜隔

(一)定义

阴道斜隔或阴道斜隔综合征:阴道纵隔末端偏离中线向一侧倾斜与阴道壁融合,形成双阴道,一侧与外界相通,另一侧为阴道盲端或有孔,常合并双子宫、双子宫颈,伴有同侧泌尿系发育异常。

病因尚不明确。可能是副中肾管向下延伸未到泌尿生殖窦形成一盲端所致。

(二)病理分型

1. Ⅰ型为无孔斜隔

隔后的子宫与外界及另侧子宫完全隔离,宫腔积血聚积在隔后腔。

2. Ⅱ型为有孔斜隔

隔上有一数毫米的小孔,隔后子宫与另侧子宫隔绝,经血通过小孔滴出,引流不畅。

3. Ⅲ型为无孔斜隔合并子宫颈瘘管

在两侧子宫颈间或隔后腔与对侧子宫颈之间有小瘘管,有隔一侧子宫经血可通过另一侧子宫颈排出,引流亦不通畅。

(三)临床表现

发病年龄较轻,月经周期正常,3型均有痛经。

1. Ⅰ型

痛经较重,平时一侧下腹痛。阴道内可触及侧方包块,张力大;宫腔积血时可触及增大子宫;如经血逆流,附件区可触及包块。

2. Ⅱ型及Ⅲ型

经期延长,月经间期阴道少量褐色分泌物或陈旧血淋漓不净,脓性分泌物有臭味。检查阴道侧壁或侧穹隆可触及囊性肿物,张力较小,压迫时有陈旧血流出。

(四)诊断

月经周期正常,有痛经及一侧下腹痛;经期延长,经间期淋漓出血,分泌物增多有异味。妇科检查一侧穹隆或阴道壁有囊肿,增大子宫及附件肿物。局部消毒后在囊肿下部穿刺,抽出陈旧血,即可诊断。B超检查可见一侧宫腔积血,阴道旁囊肿,同侧肾阙如。子宫碘油造影检查可显示Ⅲ型者子宫颈间的瘘管。有孔斜隔注入碘油,可了解隔后腔情况。必要时应做泌尿系造影检查。

(五)治疗

斜隔切开引流,由囊壁小孔或穿刺定位,上下剪开斜隔,暴露子宫颈。沿斜隔附着处,做菱形切除,边缘电凝止血或油纱卷压迫24～48小时,一般不放置阴道模型。

五、阴道横隔

(一)定义

两侧副中肾管会合后与泌尿生殖窦相接处未贯通,或阴道板腔道化时在不同部位未完全腔化贯通致阴道横隔形成。横隔可位于阴道的任何水平,以中上段交界处为多见。隔上有小孔称不全性横隔,无孔称完全性横隔。

(二)临床表现

1.不全性横隔

临床症状因横隔位置高低、孔径大小而有不同表现。如孔大、位置高,经血通畅、不影响性生活者,可无不适症状。个别在分娩时影响胎先露下降才得以发现。如横隔上孔小,则经血不畅、淋漓不净,易感染,有异味白带。检查见阴道短,横隔上有孔,看不到子宫颈。

2.完全性横隔

原发性闭经伴周期性腹痛,症状同Ⅰ型阴道闭锁。肛查:阴道上方囊性包块,子宫可增大。

(三)诊断

根据症状及妇科检查不难诊断。当横隔位于阴道顶端,接近子宫颈时,应了解有无子宫颈先天性闭锁。B超或磁共振有助于诊断。

(四)治疗

因横隔可影响分娩,完全性横隔可阻碍经血排出,故发现横隔应及时切开,环形切除多余部分,间断缝合创面切缘。术后需放置模型,以防粘连。如分娩时发现横隔,横隔薄者可切开横隔,经阴道分娩。如横隔较厚,应行剖宫产术,并将横隔上的小孔扩大,以利恶露排出。

第三节　子宫颈及子宫发育异常

子宫颈形成在胚胎14周左右,由于副中肾管尾端发育不全或发育停滞所致子宫颈发育异常,主要包括子宫颈阙如、子宫颈闭锁、先天性子宫颈管狭窄、子宫颈角度异常、先天性子宫颈延长症伴子宫颈管狭窄、双子宫颈等子宫颈发育异常。

一、先天性子宫颈闭锁

临床上罕见。若患者子宫内膜有功能时,青春期后可因宫腔积血而出现周期性腹痛,经血还可经输卵管逆流入腹腔,引起盆腔子宫内膜异位症。治疗可手术穿通子宫颈,建立人工子宫阴道通道或行子宫切除术。

二、子宫发育异常

子宫发育异常是女性生殖器官发育异常中最常见的一种,是因副中肾管在胚胎时期发育、融合、吸收的某一过程停滞所致。

(一)子宫未发育或发育不良

1.先天性无子宫

因双侧副中肾管形成子宫段未融合,退化所致。常合并无阴道。卵巢发育正常。

2.始基子宫

系双侧副中肾管融合后不久即停止发育,子宫极小,仅长1~3 cm。多数无宫腔或为一实体肌性子宫。偶见始基子宫有宫腔和内膜。卵巢发育可正常。

3.幼稚子宫

双侧副中肾管融合后不久即停止发育,子宫极小,卵巢发育正常。

临床表现:先天性无子宫或实体性的始基子宫无症状。常因青春期后无月经就诊,检查才发现。具有宫腔和内膜的始基子宫若宫腔闭锁或无阴道者可因月经血潴留或经血倒流出现周期性腹痛。幼稚子宫月经稀少或初潮延迟,常伴痛经。检查可见子宫体小,子宫颈相对较长,宫体与子宫颈之比为1∶1或2∶3。子宫可呈极度前屈或后屈。

治疗:先天性无子宫、实体性始基子宫可不予处理。始基子宫或幼稚子宫有周期性腹痛提示存在宫腔积血者需手术切除。

(二)单角子宫与残角子宫

1.单角子宫

仅一侧副中肾管正常发育形成单角子宫,同侧卵巢功能正常。另侧副中肾管完全未发育或未形成管道,未发育侧卵巢、输卵管和肾脏亦往往同时阙如。

2.残角子宫

系一侧副中肾管发育,另一侧副中肾管中下段发育缺陷,形成残角子宫。有正常输卵管和卵巢,但常伴有同侧泌尿器官发育畸形。约65%单角子宫合并残角子宫。根据残角子宫与单角子宫解剖上的关系,分为3种类型:Ⅰ型残角子宫有宫腔,并与单角子宫腔相通;Ⅱ型残角子宫有宫腔,但与单角子宫腔不相通;Ⅲ型为实体残角子宫,仅以纤维带相连单角子宫。

临床表现:单角子宫无症状。残角子宫若内膜有功能,但其宫腔与单角宫腔不相通者,往往因月经血倒流或宫腔积血出现痛经,也可发生子宫内膜异位症。检查可见单角子宫偏小、梭形、偏离中线。伴有残角子宫者可在子宫一侧扪及较子宫小的硬块,易误诊卵巢肿瘤。若残角子宫腔积血时可扪及肿块,有触痛,残角子宫甚至较单角子宫增大。子宫输卵管碘油造影、B超检查磁共振显像有助于正确诊断。

治疗:单角子宫不予处理。孕期加强监护,及时发现并发症并予以处理。非孕期Ⅱ型残角子宫确诊后应切除。早、中期妊娠诊断明确,及时切除妊娠的残角子宫,避免子宫破裂。晚期妊娠行剖宫产后,需警惕胎盘粘连或胎盘植入,造成产后大出血。切除残角子宫时将同侧输卵管间质部、卵巢固有韧带及圆韧带固定于发育对侧宫角部位。

(三)双子宫

双子宫为两侧副中肾管未融合,各自发育形成两个子宫和两个子宫颈。两个子宫颈可分开或相连;子宫颈之间也可有交通管。也可为一侧子宫颈发育不良、阙如,常有一小通道与对侧阴道相通。双子宫可伴有阴道纵隔或斜隔。

1.临床表现

患者多无自觉症状。伴有阴道纵隔可有性生活不适。伴阴道无孔斜隔时可出现痛经;伴有孔斜隔者于月经来潮后有阴道少量流血,呈陈旧性且淋漓不尽,或少量褐色分泌物。检查可扪及子宫呈分叉状。宫腔探查或子宫输卵管碘油造影可见两个宫腔。伴阴道纵隔或斜隔时,检查可见相应的异常。

2.治疗

一般不予处理。当有反复流产,应除外染色体、黄体功能及免疫等因素。伴阴道斜隔应做隔切除术。

(四)双角子宫

双角子宫是双侧中肾管融合不良所致,分两类:①完全双角子宫(从子宫颈内口处分开);②不全双角子宫(从子宫颈内口以上处分开)。

1.临床表现

一般无症状。有时双角子宫月经量较多并伴有程度不等的痛经。检查可扪及宫底部有凹陷。B超检查、磁共振显像和子宫输卵管碘油造影有助于诊断。

2.治疗

双角子宫一般不予处理。若双角子宫出现反复流产时,应行子宫整形术。

(五)纵隔子宫

纵隔子宫为双侧副中肾管融合后,纵隔吸收受阻所致,分两类:①完全纵隔子宫(纵隔由宫底至子宫颈内口之下);②不全纵隔(纵隔终止于子宫颈内口之上)。

1.临床表现

一般无症状。纵隔子宫可致不孕。纵隔子宫流产率为 $26\% \sim 94\%$,妊娠结局最差。检查可见完全纵隔者子宫颈外口有一隔膜。B超检查、磁共振显像和子宫输卵管碘油造影可以辅助诊断,宫腔镜和腹腔镜联合检查可以明确诊断。

2.治疗

纵隔子宫影响生育时,宫底楔形切除纵隔是传统治疗方法。20 世纪 80 年代后采用在腹腔镜监视下,通过宫腔镜切除纵隔是主要治疗纵隔子宫的手术方法。手术简单、安全、微创,妊娠结局良好。

(六)弓形子宫

弓形子宫为宫底部发育不良,中间凹陷,宫壁略向宫腔突出。

1.临床表现

一般无症状。检查可扪及宫底部有凹陷,凹陷浅者可能为弓形子宫。B超、磁共振显像和子宫输卵管碘油造影有助于诊断。

2.治疗

弓形子宫一般不予处理。若出现反复流产时,应行子宫整形术。

(七)己烯雌酚所致的子宫发育异常

妊娠 2 个月内服用己烯雌酚(DES)可导致副中肾管的发育缺陷,女性胎儿可发生子宫发育不良,如狭小 T 形宫腔、子宫狭窄带、子宫下段增宽以及宫壁不规则。其中 T 形宫腔常见(42%~62%)。T 形宫腔也可见于母亲未服用者 DES,称 DES 样子宫。

1.临床表现

一般无症状,常在子宫输卵管碘油造影检查时发现。由于 DES 可致宫颈功能不全,故早产率增加。妇科检查无异常。诊断依靠子宫输卵管碘油造影。

2.治疗

一般不予处理。宫颈功能不全者可在妊娠 14~16 周行宫颈环扎术。

第四节 输卵管发育异常

输卵管发育异常罕见,是副中肾管头端发育受阻,常与子宫发育异常同时存在。几乎均在因其他病因手术时偶然发现。

一、输卵管缺失或痕迹

输卵管痕迹或单侧输卵管缺失为同侧副中肾管未发育所致。常伴有该侧输尿管和肾脏的发育异常。未见单独双侧输卵管缺失,多伴发其他内脏严重畸形,胎儿不能存活。

二、输卵管发育不全

是较常见的生殖器官发育异常。输卵管细长弯曲,肌肉不同程度的发育不全,无管腔或部分管腔通畅造成不孕,有憩室或副口是异位妊娠的原因之一。

三、副输卵管

单侧或双侧输卵管之上附有一稍小但有伞端的输卵管。有的与输卵管之间有交通,有的不通。

四、单侧或双侧有两条发育正常的输卵管

两条发育正常的输卵管均与宫腔相通。治疗:若不影响妊娠,无须处理。

第五节　卵巢发育异常

卵巢发育异常因原始生殖细胞迁移受阻或性腺形成移位异常所致,有以下几种情况。

一、卵巢未发育或发育不良

单侧或双侧卵巢未发育极罕见。单侧或双侧发育不良卵巢外观色白,细长索状,又称条索状卵巢。发育不良卵巢切面仅见纤维组织,无卵泡。临床表现为原发性闭经或初潮延迟、月经稀少和第二性征发育不良。常伴内生殖器或泌尿器官异常。多见于特纳综合征患者。B超检查、腹腔镜检查有助于诊断,必要时行活体组织检查和染色体核型检查。

二、异位卵巢

卵巢形成后仍停留在原生殖嵴部位,未下降至盆腔内。卵巢发育正常者无症状。

三、副卵巢

(1)罕见。一般远离正常卵巢部位,可出现在腹膜后。无症状,多在因其他疾病手术时发现。

(2)治疗:若条索状卵巢患者染色体核型为 XY,卵巢发生恶变的频率较高,确诊后应予切除。

(3)临床特殊情况的思考和建议如下。

副中肾管无效抑制引起的异常:性腺发育异常合并副中肾管无效抑制时,表

现为外生殖器模糊,如雄激素不敏感综合征。患者虽然存在男性性腺,但其雄激素敏感细胞质受体蛋白基因缺失,雄激素未能发挥正常的功能,副中肾管抑制因子水平低下,生殖器向副中肾管方向分化,形成女性外阴及部分阴道发育。临床上常表现为雄激素不敏感综合征,该类患者其基因性别是染色体46,XY。患者女性第二性征幼稚型,无月经来潮,阴道发育不全,无子宫或残角子宫,雄激素达男性水平,但无男性外生殖器,性腺未下降至阴囊,多位于盆腔或腹股沟部位,但是为满足其社会性别的需要,阴道发育不良者,在患者有规律性生活时行阴道重建手术。可考虑行腹膜代阴道、乙状结肠代阴道、阴道模具顶压法等治疗,同时切除性腺,手术后激素替代维持女性第二性征。阴道部分发育者,只需切除性腺即可。

女性生殖道畸形患者发生泌尿系统畸形:由于生殖系统与泌尿系统在原始胚胎的发生发展过程中互为因果、相互影响,因此,生殖系统畸形往往合并泌尿系统畸形,特别是生殖道不对称性畸形如阴道斜隔综合征、残角子宫等,如阴道斜隔伴同侧肾脏阙如或异位单肾畸形,双侧或单侧马蹄肾。目前,对于生殖道畸形合并泌尿系统畸形的诊断,通常是通过患者所表现出来的痛经、月经从未来潮或下腹痛、盆腔包块等妇科症状,然后才进一步检查是否有泌尿系统畸形的。这样往往是在女性青春期以后甚至是围绝经期才得以发现,因而延误诊断,诱发妇科多种疾病的发生。同时未能对肾脏发育异常做出诊断,对单侧肾脏的功能保护也存在隐患。因此,如何早期诊断早期发现,对于生殖系统疾病的预防和泌尿系统功能的保护有非常现实的意义。诊断方法包括常规行盆腔及泌尿系统彩色三维B超检查,并行静脉肾盂造影(IVP),必要时行输卵管碘油造影(HSG)。还可以应用腹腔镜、MRI及CT进行诊断。对于生殖道畸形合并泌尿系统畸形的治疗主要是解决患者的生殖器畸形,解除患者症状并进行生殖器整形。

条索状卵巢:临床表现为原发性卵巢功能低下,大多数为原发闭经,少数患者月经初潮后来几次月经即发生闭经。临床治疗目的在于促进身材发育,第二性征及生殖道发育,建立人工周期。

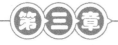

女性生殖内分泌疾病

第一节 痛 经

痛经为月经期出现的子宫痉挛性疼痛,可伴腰酸、下腹坠痛或其他不适,严重者可影响生活和工作。1980年全国妇女月经生理常数协作组抽样调查结果表明,痛经发生率为33.9%,其中严重影响工作的约占1/10。痛经分为原发性与继发性两种:原发性痛经是无盆腔器质性病变的痛经,发生率占36.06%,痛经始于初潮或其后不久;继发性痛经通常是器质性盆腔疾病的后果。本节仅介绍原发性痛经。

一、病因

原发性痛经的病因和病理生理并未完全明了,目前有以下几种解释。

(一)前列腺素合成与释放异常

目前已知前列腺素(PGs)可影响子宫收缩:$PGF_{2\alpha}$可刺激子宫平滑肌收缩,节律性增强,张力升高;PGE_2能抑制子宫收缩,使宫颈松弛。孕酮能促进子宫内膜合成前列腺素,分泌期子宫内膜$PGF_{2\alpha}$的量高于PGE_2,故引起子宫平滑肌过强收缩,甚至痉挛而出现痛经。因此,原发性痛经仅发生在有排卵的月经周期。$PGF_{2\alpha}$进入血液循环可引起胃肠道、泌尿道和血管等处的平滑肌收缩,从而引发相应的全身症状。

(二)子宫收缩异常

子宫平滑肌不协调收缩及子宫张力变化可使子宫供血不足,导致子宫缺血和盆腔神经末梢对前列腺素、endoperoxides的高度敏感,从而降低物理和化学刺激引起的疼痛阈值。

(三)其他

黄体退化时,孕酮合成减少,细胞内溶酶体释放磷脂酶 A,后者水解磷脂产生花生四烯酸。花生四烯酸通过环氧化酶途径生成前列腺素;也可通过 5-脂氧化酶途径生成白三烯,后者可刺激子宫收缩。

垂体后叶加压素也可能导致子宫肌层的高敏感性,减少子宫血流,引起原发性痛经。还有研究表明原发性痛经的发生还受精神、神经因素的影响,另外与个体痛阈及遗传因素也有关。

二、临床表现

于月经来潮前数小时即感疼痛,经时疼痛逐步或迅速加剧,历时数小时至2～3 天不等。疼痛常呈阵发性或痉挛性,通常位于下腹部,放射至腰骶部或大腿内侧。50％患者有后背部痛、恶心呕吐、腹泻、头痛及乏力;严重病例可发生晕厥而急诊就医。一般妇科检查无异常发现。有时可见子宫发育不良、子宫过度前屈、后屈以及子宫内膜呈管状脱落的膜样痛经等情况。

三、诊断与鉴别诊断

根据初潮后一段时间月经转规律后,出现经期下腹坠痛,基础体温测定证实痛经发生在排卵周期,妇科检查排除器质性疾病,临床即可诊断。须与子宫内膜异位症、子宫腺肌病、盆腔感染、黏膜下子宫肌瘤及宫腔粘连症等引起的痛经相鉴别。三合诊检查、子宫输卵管碘油造影、腹腔镜及宫腔镜有助于鉴别诊断。

四、治疗

主要目的是缓解疼痛及其伴随症状。

(一)一般治疗

应重视精神心理治疗,阐明月经期轻度不适是生理反应。必要时可给予镇痛、镇静、解痉治疗。

(二)药物治疗

1.抑制排卵药物

通过抑制下丘脑-垂体-卵巢轴,抑制排卵和子宫内膜生长,降低前列腺素和加压素水平,从而缓解痛经程度。口服避孕药疗效可达 90％以上。主要适用于要求避孕的患者。

2.抑制子宫收缩药物

(1)前列腺素合成酶抑制剂:通过抑制前列腺素合成酶的活性,减少 PG 的产生,防止过强子宫收缩和痉挛,降低子宫压力,从而达到治疗的目的,有效率60%~90%。适用于不要求避孕或对口服避孕药效果不好的原发性痛经患者。月经来潮或痛经出现后连续服药2~3天。吲哚美辛栓剂100 mg肛塞或吲哚美辛片剂25 mg,每天3~4次口服。布洛芬、酮洛芬、甲氯灭酸、甲灭酸是被美国食品和药品监督管理局(FDA)批准的用于治疗痛经的药物。布洛芬200~400 mg,每天3~4次;或酮洛芬50 mg,每天3~4。该类药物的主要不良反应为胃肠道症状及变态反应。胃肠道溃疡者禁用。

(2)钙通道阻滞剂:可干扰钙离子通过细胞膜,并阻止钙离子由细胞释放,降低子宫肌细胞周围的钙离子浓度,使子宫收缩减弱。常用硝苯地平10 mg,每天3次,痛时舌下含服。主要不良反应为血压下降,心动过速,血管扩张性头痛及面部潮红。

(三)手术治疗

1.宫颈管扩张术

适用于已婚宫颈狭窄的患者。用扩张棒扩张宫颈管至6~8号,利于经血流畅。

2.神经切除术

对顽固性痛经还可考虑经腹腔镜骶前神经切除手术治疗,效果良好,但手术有一定的并发症。

第二节　闭　　经

闭经为月经从未来潮或异常停止。闭经可分生理性闭经和病理性闭经。本节仅介绍病理性闭经。

病理性闭经分为两类:原发性闭经和继发性闭经。原发性闭经是指女性年逾14岁,而无月经及第二性征发育,或年逾16岁,虽有第二性征发育,但无月经,约占5%。继发性闭经为曾有月经,但现停经时间超过6个月,或≥原3个月经周期的时间,约占95%。

病理性闭经是一种常见症状,可由多种原因所致,应仔细寻找病因,正确诊断和及时治疗。

一、分类

正常月经的建立和维持,有赖于下丘脑-垂体-卵巢轴的神经内分泌调节,以及子宫内膜(靶器官)对性激素的周期性反应和下生殖道通畅性,其中任何一个环节发生障碍均可导致闭经。

(一)按病变部位分类

按病变部位分类可分为 4 种:①子宫性闭经。②卵巢性闭经。③垂体性闭经。④中枢神经-下丘脑性闭经。

(二)按促性腺激素水平分类

有高促性腺激素闭经和低促性腺激素闭经。由于两者性腺功能均处低落状态,故亦称高促性腺激素性腺功能低落和低促性腺激素性腺功能低落。

1.高促性腺激素性腺功能低落

高促性腺激素性腺功能低落指促性腺激素 FSH≥30 IU/L 的性腺功能低落者,提示病变环节在卵巢。

2.低促性腺激素性腺功能低落

低促性腺激素性腺功能低落指促性腺激素 FSH 和 LH 均<5 IU/L 的性腺功能低落者,提示病变环节在中枢(下丘脑或垂体)。

(三)按卵巢功能障碍的程度分类

将闭经分为两度闭经。

1.Ⅰ度闭经

子宫内膜已受一定量的雌激素作用,用孕激素后有撤退性子宫出血,提示卵巢具有分泌雌激素功能。

2.Ⅱ度闭经

子宫内膜未受雌激素影响,用孕激素后不出现撤退性子宫出血,提示卵巢分泌雌激素功能缺陷或停止。

二、病因和病理生理

原发性闭经多由先天性疾病和生殖道畸形,或功能失调及继发疾病发生于青春期前所致。继发性闭经常由器官功能障碍或肿瘤引起。以下按下丘脑-垂体-卵巢-子宫轴解剖部位介绍引起闭经的相关病变。

(一)中枢神经-下丘脑性闭经

它包括精神应激性、体重下降、神经性厌食、过度运动、药物等引起的下丘脑分泌 GnRH 功能失调或抑制;另外,尚有先天性疾病或脑发育畸形及肿瘤引起的下丘脑 GnRH 分泌缺陷。

1.精神应激性

环境改变、过度紧张或精神打击等应激引起的应激反应,最重要的是促肾上腺皮质激素释放激素(CRH)和皮质素分泌的增加。CRH 可能通过增加内源性阿片肽分泌,抑制垂体促性腺激素分泌而导致闭经。

2.下丘脑多巴胺分泌下降

多巴胺为下丘脑分泌的垂体催乳激素抑制因子。下丘脑多巴胺分泌的下降可引起垂体催乳激素病理性分泌增加,从而产生对生殖轴的抑制。

3.体重下降、神经性厌食

神经性厌食起病于强烈惧怕肥胖而有意节制饮食;体重骤然下降将导致促性腺激素低下状态,原因未明。当体重降至正常体重的 15% 以上时,即出现闭经,继而出现进食障碍和进行性消瘦及多种激素改变;促性腺激素逆转至青春期前水平。此症多发生于 25 岁以下年轻女性,是一种威胁生命的疾病,死亡率高达 9%。

4.运动性闭经

竞争性的体育运动以及强运动和其他形式的训练,如芭蕾和现代舞蹈,可引起闭经,称运动性闭经,系因体内脂肪减少及应激本身引起下丘脑 GnRH 分泌受抑制所致。最近的研究还提示强运动的同时不适当地限制能量摄入(低能量摄入)比体脂减少更易引起闭经。现认为,体内脂肪下降及营养低下引起瘦素下降是生殖轴功能抑制的机制之一。

5.嗅觉缺失综合征

一种下丘脑 GnRH 先天性分泌缺陷,同时伴嗅觉丧失或嗅觉减退的低促性腺激素性腺功能低落,称嗅觉缺失综合征。临床表现为原发性闭经,性征发育缺如,伴嗅觉减退或丧失。

6.药物性闭经

口服避孕药或肌内注射甲羟孕酮避孕针引起继发性闭经,是由于药物对下丘脑 GnRH 分泌的抑制。另外,尚有一些药物如氯丙嗪、利舍平等通过抑制下丘脑多巴胺使垂体分泌催乳激素增加引起闭经。药物性闭经是可逆的,但若在停药后 6 个月仍不能恢复月经者,应注意排除其他问题。

7.肿瘤

颅咽管瘤是最常见的下丘脑肿瘤,发生于蝶鞍上的垂体柄漏斗部前方。该肿瘤沿垂体柄生长可压迫垂体柄，影响下丘脑 GnRH 和多巴胺向垂体的转运，从而导致低促性腺激素闭经伴垂体催乳激素分泌增加。

（二）垂体性闭经

指垂体病变使促性腺激素分泌降低引起的闭经。有先天性和获得性两大类，先天性很少见。常见的获得性垂体病变如下所述。

1.垂体肿瘤

垂体肿瘤位于蝶鞍内的腺垂体各种腺细胞均可发生肿瘤，最常见的是分泌催乳激素的腺瘤。若肿瘤压迫分泌促性腺激素的细胞可使促性腺激素分泌减少引起闭经。肿瘤过多分泌催乳激素使血循环中催乳激素升高，可激发下丘脑多巴胺而抑制 GnRH 分泌；同时，催乳激素的升高可降低卵巢对促性腺激素敏感性。闭经程度与催乳激素对下丘脑 GnRH 分泌的抑制程度呈正相关；微量的垂体催乳激素有时也可引起闭经。

2.空蝶鞍综合征

由于蝶鞍隔先天性发育不全或肿瘤及手术破坏蝶鞍隔，而使充满脑脊液的蛛网膜下腔向垂体窝（蝶鞍）延伸，使腺垂体逐渐被脑脊液压扁，蝶鞍被脑脊液充盈，称空蝶鞍。由于脑脊液对垂体柄的压迫使下丘脑 GnRH 和多巴胺经垂体门脉循环向垂体的转运受阻，临床表现为闭经，可伴溢乳。实验室检查催乳激素可高于正常。

3.希恩综合征

由于产后出血和休克导致腺垂体急性梗塞和坏死，使腺垂体丧失正常功能引起一系列腺垂体功能低下的症状，包括产后无乳，脱发，阴毛腋毛脱落，低促性腺激素闭经，以及肾上腺皮质、甲状腺功能减退症状，如低血压、畏寒、嗜睡、胃食欲缺乏、贫血、消瘦等。

（三）卵巢性闭经

卵巢性闭经指卵巢先天性发育不全，或卵巢功能衰退或继发性病变所引起的闭经。

1.性腺先天性发育不全

性腺条索状或发育不全，性腺内卵泡缺如或少于正常。临床多表现为性征幼稚的原发性闭经，性腺发育不全者由于性激素分泌功能缺陷故促性腺激素升高，属高促性腺激素闭经。占原发性闭经的 35%，分为染色体正常和异常两类。性腺发育不全者，75% 患者存在染色体异常，25% 患者染色体正常。染色体正常的性腺体发育不全称单纯性性腺发育不全。原发性闭经性腺发育不全最常见的核型异常为45,XO(50%);其次为45,XO的嵌合型(25%)和46,XX(25%);少见的尚有46,XY单纯性腺发育不全和45,XO/46,XY嵌合型性腺发育不全。继发性闭经性腺发育不全最常见的核型为46,XX,按发生频率尚有45,XO嵌合型、X短臂和长臂缺失、47,XXX及45,XO。

45,XO患者除性腺发育不全发生高促性腺激素低雌激素闭经外,尚具有一系列体格发育异常特征:如身材矮小(不足150 cm),蹼颈,盾状胸,肘外翻,称Turner综合征。

46,XY单纯性腺发育不全(Swyer综合征):具有女性生殖系统,但无青春期性发育,表现为性幼稚型原发性闭经。性腺可在任何年龄发生肿瘤,因此一旦确诊必须切除性腺。

2.抵抗性卵巢综合征或称不敏感卵巢

特征为卵巢具有多数始基卵泡及初级卵泡,形态饱满,但对促性腺激素不敏感,故卵泡不分泌雌二醇,促性腺激素升高。临床表现为原发性闭经,但性征发育接近正常。其维持性征发育的雌激素来源于卵巢间质在高LH刺激下产生的雄烯二酮在外周组织的转化。

3.卵巢早衰

40岁前由于卵巢内卵泡耗竭或被破坏,或因手术切除卵巢而发生的卵巢功能衰竭,称卵巢早衰。卵巢外观呈萎缩状。由于卵巢分泌性激素功能衰竭,促性腺激素升高,80%以上患者有潮热等绝经过渡期症状。多数患者无明确诱因,属特发性。部分患者由自身免疫性疾病的自身免疫性卵巢炎所致。另外,盆腔放射及全身化疗对卵母细胞有损害作用,儿童期腮腺炎病毒可破坏卵巢卵母细胞从而发生卵巢早衰。

(四)子宫性闭经

由先天性子宫畸形或获得性子宫内膜破坏所致闭经。

1.先天性无子宫

因双侧副中肾管形成子宫段未融合,退化所致,常合并无阴道。卵巢发育正常。

2.Asherman综合征

Asherman综合征是指子宫内膜破坏引起继发性闭经。一般发生于产后或流产后过度刮宫引起的子宫内膜基底层损伤和粘连;粘连可使宫腔、宫颈内口、宫颈管或上述多处部位部分或全部阻塞,从而引起子宫内膜不应性或阻塞性闭经,称 Asherman 综合征或宫腔粘连。

3.其他

子宫内膜结核可破坏子宫内膜引起闭经。此外,也有宫内节育器引起宫内感染发生闭经的报道。

(五)先天性下生殖道发育异常

处女膜无孔、阴道下 1/3 段缺如,均可引起经血引流障碍而发生闭经,其特点是周期性腹痛伴阴道积血和子宫积血或腹腔积血。此类患者一经发现,需做引流及矫治术。

三、诊断

(一)病史

病史包括月经史、婚育史、服药史、子宫手术史、家族史以及发病可能起因和伴随症状,如环境变化、精神心理创伤、情感应激、运动性职业或过强运动、营养状况及有无头痛、溢乳等。原发性闭经者应了解青春期生长和第二性征发育进程。

(二)体格检查

体格检查包括智力、身高、体重,第二性征发育状况,有无体格发育畸形,甲状腺有无肿大,乳房有无溢乳,皮肤色泽及毛发分布。原发性闭经性征幼稚者还应检查嗅觉有无缺失,头痛或溢乳者还应行视野测定。

(三)妇科检查

内、外生殖器发育情况及有无畸形;外阴色泽及阴毛生长情况;已婚妇女可用阴道窥器暴露阴道和宫颈,通过检查阴道壁皱褶多少及宫颈黏液了解体内雌激素的水平。

(四)实验室辅助检查步骤

已婚妇女月经停止必须首先排除妊娠;通过病史及体格检查应对闭经病变环节及病因有初步印象。辅助检查的目的是通过选择项目的检查以确定诊断。

1.评估雌激素水平以确定闭经程度

(1)宫颈评分法:根据宫颈黏液量、拉丝度、结晶及宫颈口开张程度评分;每项 3 分,共 12 分。见表 3-1。

表 3-1　Insler宫颈雌激素作用程度评分法

项目	评分			
	0	1	2	3
黏液量	无	颈管内	颈管口见黏液	溢出宫颈口
拉丝度	无	达阴道 1/4	达阴道 1/2	达阴道口
结晶	无	少许细条结晶	羊齿结晶	典型结晶
宫颈口	无	裂隙	部分开张	开张(瞳孔样)

(2)阴道上皮脱落细胞检查:根据阴道上皮脱落细胞中伊红染色或角化细胞所占比例了解雌激素影响程度。

(3)孕激素试验:肌内注射黄体酮 100 mg(每天 20 mg,连用 5 天,或 100 mg一次注射)。停药后有撤退流血者表明体内有一定内源性雌激素水平,为Ⅰ度闭经;停药后无撤退性流血者可能存在两种情况:①Ⅱ度闭经,内源性雌激素水平低落。②子宫病变所致闭经。

2.雌激素试验

每天口服己烯雌酚 1 mg 或妊马雌酮 1.25 mg 或雌二醇 2 mg,共服 20 天。最后 5～7 天口服甲羟孕酮,每天 10 mg。停药后有撤退性流血者可排除子宫性闭经;无撤退性流血者则应再重复上述用药方法,停药仍无撤退性流血者可确定子宫性闭经。但如病史及妇科检查已排除子宫性闭经及下生殖道发育异常,此步骤可省略。

3.激素测定

(1)催乳激素(PRL)的测定:①PRL 升高者,测定 TSH。TSH 升高者,为甲状腺功能减退所致闭经。TSH 正常,PRL＞100 ng/mL 时应行头颅及蝶鞍部位磁共振显像(MRI)或 CT 以明确蝶鞍或蝶鞍以上部位肿瘤或空蝶鞍;MRI 对颅咽管肿瘤、蝶鞍肿瘤及肿瘤向蝶鞍以外部位延伸和空蝶鞍的检测优于 CT。②PRL 正常者,测定促性腺激素值。

(2)促性腺激素测定以区分以下情况闭经:①孕激素试验阴性者:FSH＜5 IU/L 为低促性腺激素性腺功能低落,提示病变环节在下丘脑或垂体。FSH＞30 IU/L 为高促性腺激素性腺功能低落,提示病变环节在卵巢,应行染色体检查,明确遗传学病因。②孕激素试验阳性者:LH＞FSH 且 LH/FSH 的比例＞3 时提示多囊卵巢综合征。LH、FSH 正常范围者为下丘脑功能失调性闭经。

(3)垂体兴奋试验:又称 GnRH 刺激试验。通过静脉注射 GnRH 测定 LH

和 FSH,以了解垂体 LH 和 FSH 对 GnRH 的反应性。将戈那瑞林 25 μg 溶于生理盐水 2 mL,在静息状态下经肘静脉快速推入,注入后 30、90 分钟采血测定 LH 和 FSH。临床意义:①LH 正常反应型。注入后 30 分钟 LH 高峰值比基值升高 2~4 倍。②LH 无反应或低弱反应。注入后 30 分钟 LH 值无变化或上升不足 2 倍,提示垂体功能减退。如希恩综合征、垂体手术或放射线严重破坏正常组织时。③LH 反应亢进型。30 分钟时刻 LH 高峰值比基值升高 4 倍以上,此时须测定 FSH 反应型以鉴别多囊卵巢综合征与卵巢储备功能降低两种不同的生殖内分泌失调。多囊卵巢综合征时 LH 反应亢进,但 FSH 反应低下;30 分钟, 90 分钟 FSH 峰值<10 IU/L。卵巢储备功能降低(卵巢功能衰退)时 LH、FSH 反应均亢进;30 分钟,90 分钟 FSH 峰值>20 IU/L。

(4)其他激素测定:肥胖或临床上存在多毛、痤疮等高雄激素体征时尚须测定胰岛素、雄激素(血睾酮、硫酸脱氧表雄酮、尿 17-酮等)和 17-羟孕酮,以确定是否存在胰岛素拮抗、高雄激素血症或先天性 21-羟化酶缺陷所致的青春期延迟或闭经。必要时还应行卵巢和肾上腺超声或 MRI 检查以排除肿瘤。

4.其他辅助检查

(1)基础体温测定:了解卵巢排卵功能。

(2)了宫内膜活检:了解子宫内膜有无增生性病变。

(3)子宫输卵管造影:了解有无子宫腔病变和宫腔粘连。

(4)宫腔镜检查:诊断宫腔粘连较子宫造影精确,且能发现轻度宫腔粘连。

(5)超声/腹腔镜检查:对诊断多囊卵巢综合征及卵巢肿瘤有价值。

四、治疗

确定闭经病因后,根据病因给予治疗。

(一)一般处理

疏导神经精神应激起因的精神心理,以消除患者精神紧张、焦虑及应激状态。低体重或因节制饮食消瘦致闭经者应调整饮食,加强营养,以期恢复标准体重。运动性闭经者应适当减少运动量及训练强度,必须维持运动强度者,应供给足够营养及纠正激素失衡。因全身性疾病引起闭经者应积极治疗。

(二)内分泌药物治疗

根据闭经的病因及其病理生理机制,采用天然激素及其类似物或其拮抗剂,补充机体激素不足或拮抗其过多,以恢复自身的平衡而达到治疗目的。

1.抑制垂体催乳激素过多分泌

(1)溴隐亭:为多巴胺激动剂,与多巴胺受体结合后,起到类似多巴胺作用,直接抑制垂体 PRL 分泌,从而降低循环中 PRL,恢复排卵。还可直接抑制垂体分泌 PRL 肿瘤细胞的生长和肿瘤细胞 PRL 的分泌。无肿瘤的功能性催乳激素分泌过多,口服剂量为每天 2.5～5 mg,一般在服药的第 5～6 周能使月经恢复。垂体肿瘤患者每天口服溴隐亭 5～7.5 mg,敏感患者在服药的后 3 个月可见肿瘤明显缩小。不良反应为胃肠道不适,应餐中服。不良反应重者,可经阴道给药(睡前),阴道给药较口服吸收完全,且避免药物肝脏首过效应,不良反应小。溴隐亭长效针剂,肌内注射,作用较口服迅速,适合于大肿瘤对视野有急性损害者。

(2)甲状腺粉:适用于甲状腺功能减退所致的高催乳素血症。

2.雌、孕激素替代治疗

(1)雌孕激素人工周期替代疗法:用于低雌激素性腺功能低落患者。其重要性:①维持女性生殖健康及全身健康,包括神经系统、心血管、骨骼(维持骨矿含量)和皮肤等;②维持性征和引起月经;③维持子宫发育为诱发排卵周期作受孕准备。方法:补佳乐 1 mg 或倍美力 0.625 mg,于月经期第 5 日口服,每晚1次,连服 21 天,至服药第 11～16 天,每天加用醋酸甲羟孕酮片10 mg口服,或地屈孕酮 10 mg,每天 2 次口服。停药后 3～7 天月经来潮,此为 1 个周期。

(2)孕激素后半周期疗法:适合于体内有一定内源性雌激素的 Ⅰ 度闭经患者,以阻断雌激素对内膜持续作用引起的增生,并引起子宫内膜功能层剥脱性出血。于月经周期后半期(撤药性出血的第 16～25 日)口服地屈孕酮片 10 mg/d,每天 2 次,共 10 天,或微粒化孕酮 200～300 mg/d,5～7 天,或醋酸甲羟孕酮 10 mg/d,连用 10 天,或肌内注射黄体酮 20 mg/d,共 5 天。

(3)短效口服避孕药:适用于 Ⅰ、Ⅱ 度闭经,同时短期内无生育要求者。其机制是雌、孕激素联合可抑制垂体 LH 的合成和分泌,从而减少对卵巢的过度刺激。另外,避孕药中的雌激素(炔雌醇)具有升高循环中性激素结合蛋白的作用,从而降低循环中的游离雄激素。方法:去氧孕烯炔雌醇片(妈富隆)、复方孕二烯酮片(敏定偶)或复方醋酸环丙孕酮(达英-35),每天 1 片,计 21 天。

(三)手术治疗

针对器质性病因,采用相应的手术治疗。

1.生殖道畸形

经血引流障碍阻塞部位行切开术,并通过手术矫正(成形术)建立通道。

Asheman 综合征:手术分解宫颈及宫腔粘连,既往采用宫颈扩张器和刮宫术分解粘连,现采用宫腔镜下直视的机械性(剪刀)切割或激光切割粘连带,效果比盲目操作为佳。需生育者还应服用大剂量雌激素,每天口服结合雌激素2.5 mg/d,连服 3 周后加用如地屈孕酮 10 mg/d 或甲羟孕酮 4～8 mg/d,共 10～12 天;连用 2～3 个周期。

2.肿瘤

卵巢肿瘤一经确诊应手术切除。颅内蝶鞍部位肿瘤应根据肿瘤大小、性质及是否有压迫症状决定治疗方案。垂体催乳激素肿瘤可口服溴隐亭,除非肿瘤过大产生急性压迫症状或对药物不敏感,一般不需手术治疗。颅咽管肿瘤属良性肿瘤,手术可能损伤下丘脑,无压迫症状者也不需手术,至于肿瘤对生殖轴功能的影响可采用激素替代治疗。高促性腺激素闭经、染色体含 Y 者性腺易发生肿瘤,一经确诊应立即行性腺切除术。

第三节　功能失调性子宫出血

正常月经是下丘脑-垂体-卵巢轴生理调节控制下的周期性子宫内膜剥脱性出血。正常月经的周期、持续时间、月经量呈现明显的规律性和自限性。当机体受到内部和外部各种因素诸如精神过度紧张、情绪变化、环境气候改变、营养不良、贫血、代谢紊乱、甲状腺、肾上腺功能异常等影响时,均可通过中枢神经系统引起下丘脑-垂体-卵巢轴功能调节异常,导致月经失调。

功能失调性子宫出血(DUB)简称功血,是由下丘脑-垂体-卵巢轴功能失调引起的异常子宫出血。按发病机制可分无排卵性和排卵性功血两大类,前者占70%～80%,多见于青春期和绝经过渡期妇女;后者占 20%～30%,多见于育龄妇女。

一、无排卵性功能失调性子宫出血

卵巢不排卵可导致孕激素缺乏,子宫内膜仅受雌激素的作用,可呈现不同程度的增殖改变。继后,可因雌激素量的不足,子宫内膜发生突破性出血;抑或因雌激素持续作用的撤退,子宫内膜发生出血自限机制异常,出现月经量增多或经期延长。常见于卵巢功能初现期和衰退期。

（一）病因和病理生理

无排卵性功血主要包括青春期功血和绝经过渡期功血，育龄期少见。各期无排卵性功血发病机制不同。

1.青春期功血

青春期女性初潮后需要 1.5～6 年时间（平均 4.2 年）建立稳定的月经周期性调控机制。由于该时期下丘脑-垂体-卵巢轴尚未成熟，FSH 呈持续低水平，虽有卵泡生长，但不能发育为成熟卵泡，合成、分泌的雌激素量未能达到促使 LH 高峰（排卵必需）释放的阈值，故无排卵。此外，青春期少女正处于生理与心理的急剧变化期，情绪多变，感情脆弱，发育不健全的下丘脑-垂体-卵巢轴更易受到内、外环境的多因素影响，导致排卵障碍。

2.绝经过渡期功血

该时期女性卵巢功能逐渐衰退，卵泡逐渐耗尽，剩余卵泡对垂体促性腺激素反应性降低，卵泡未能发育成熟，雌激素分泌量波动不能形成排卵前高峰，故不排卵。

3.生育期无排卵功血

生育期妇女既可因内、外环境刺激，如劳累、应激、流产、手术和疾病等引起短暂的无排卵，也可因肥胖、多囊卵巢综合征、高催乳素血症等引起持续无排卵。

各种原因引起的无排卵均可导致子宫内膜受单纯雌激素影响，达到或超过雌激素的内膜出血阈值，而无孕激素对抗，从而发生雌激素突破性出血。雌激素突破性出血分为阈值雌激素水平和高雌激素水平突破性出血两种类型。突破性出血与雌激素浓度之间存在半定量关系。雌激素水平过低可无子宫出血；雌激素达到阈值水平可发生间断性少量出血，内膜修复慢，出血时间延长，临床上表现为出血淋漓不尽；雌激素超过阈值水平并维持较长时期，可引起一定时间的闭经，因无孕激素参与，内膜增厚但不牢固，易发生急性突破性出血，血量汹涌，尤如"血崩"。无排卵性功血也可因雌激素持续作用撤退出血引起，子宫内膜在单纯雌激素的刺激下持续增生，此时可因一批卵泡闭锁导致雌激素水平下降，内膜失去支持而剥脱出血。

无排卵性功血的子宫出血尚与子宫内膜出血的自限性机制缺陷有关：①子宫内膜组织脆性增加。因子宫内膜受单纯雌激素影响，腺体持续增生，间质因缺乏孕激素作用而反应不足，导致子宫内膜组织脆弱，易自发溃破出血。②子宫内膜脱落不全。正常月经前子宫内膜各部剥脱同步、完全、快速，无排卵性功血子宫内膜由于雌激素的波动，脱落不规则和不完整，缺乏足够的功能层组织丢失而难以有效刺激内膜的再生和修复。③血管结构与功能异常。不规则的组织破损和多处血管断裂,以及小动脉螺旋化缺乏,收缩乏力,造成流血时间延长、流血量增多。④凝血与纤溶异常。多次子宫内膜组织的破损不断活化纤溶酶,导致局部纤维蛋白裂解增强,纤溶亢进,凝血功能异常。⑤血管舒缩因子异常。增殖期子宫内膜 PGE_2 含量高于 $PGF_{2\alpha}$,而在无排卵性功血中,PGE_2 含量更高,血管易于扩张,出血增加。另外,前列环素具有促血管扩张和抑制血小板凝集作用,在无排卵性功血患者,子宫肌层合成前列环素明显增加。

(二)子宫内膜病理改变

无排卵性功血患者子宫内膜由于受雌激素持续影响而无孕激素拮抗,发生不同程度的增生性改变,少数亦可呈萎缩性改变。

1.子宫内膜增生症

根据世界卫生组织(WHO)制定的标准分型如下所述。

(1)单纯性增生:以前称腺囊型增生过长。组织学特点是内膜腺体和间质细胞增生程度超过正常周期的增殖晚期,常呈局部腺体密集、大小轮廓不规则、腺腔囊性扩大,犹如瑞士干酪样外观,故又称瑞士干酪样增生。腺上皮细胞为高柱状,呈假复层排列;间质细胞质少,排列疏松;螺旋动脉发育差、直竖。表面毛细血管和小静脉增多,常呈充血扩张。

(2)复杂性增生:以前称腺瘤型增生过长。内膜常增生,呈息肉状。腺体增生拥挤,结构复杂。子宫内膜腺体高度增生,呈出芽状生长,形成子腺体或突向腺腔,腺体数目明显增多,腺体背靠背,致使间质明显减少。腺上皮呈复层或假复层排列,细胞核大深染,位于中央,有核分裂象,胞浆界限明显但无不典型性改变。

(3)不典型性增生:腺上皮出现异型性改变,表现为腺上皮细胞增生,层次增多,排列紊乱,细胞核大深染有异型性。

不论为单纯性或复杂性增生,只要腺上皮细胞出现不典型增生改变,都应归于不典型增生。此类改变已不属于功血的范畴,属癌前期病变,10%~15%可转化为子宫内膜癌。

各型增生之间的关系:单纯性增生通常是单独存在,但有时也与复杂性增生或不典型增生同时存在。如果组织结构为单纯性增生,而细胞学上具有不典型改变,则为单纯性不典型增生。如果组织结构为复杂性增生,而细胞学上具有不典型改变,则为复杂性不典型增生。内膜不典型增生分为轻、中、重3度。

内膜不典型增生与无不典型增生的单纯性与复杂性增生有以下几点区别。

①形态学上的不同:组织结构与细胞异型性有一定关系,往往是结构越复杂,细胞有不典型细胞的可能性越大。在不典型区域,腺上皮细胞排列紊乱,极性消失,细胞多形性,有的见多核细胞,筛状结构和"迷宫"样结构尤为明显。②组织计量学上的比较:不典型增生及无不典型增生的细胞体积,胞核的大小(包括面积、周长、短径和长径等)以及细胞形态等形态学测量提示,它们之间的区别主要在核的变化,不典型增生特别是重度不典型增生与分化好的腺癌无明显差异。③细胞 DNA 合成间期与细胞倍增时间:不典型增生与腺癌相似,而无不典型增生与正常增殖相似。④对孕酮的反应:细胞无不典型增生者比细胞有不典型增生者对孕酮的反应更明显。

2.增殖期子宫内膜

子宫内膜的形态表现与正常月经周期中的增殖期内膜无区别,只是在月经周期后半期甚至月经期,仍表现为增殖期形态。

3.萎缩性子宫内膜

子宫内膜萎缩菲薄,腺体少而小,腺管狭而直,腺上皮为单层立方形或低柱状细胞,间质少而致密,胶原纤维相对增多。

(三)临床表现

无排卵性功血失去正常周期性和出血自限性,临床上最主要的症状是子宫不规则出血:出血间隔长短不一,短者几日,长者数月,常误诊为闭经;出血量多少不一,出血量少者仅为点滴出血,多者大量出血,不能自止,可能导致贫血甚至休克。出血期间一般无腹痛或其他不适。

(四)诊断

主要依据病史、体格检查及辅助检查作出诊断。

1.病史

详细了解异常子宫出血的表现(经期长短、经量多少、经血的性质)、发病时间、病程经过、目前出血情况、发病前有无停经史、以往治疗经过。应询问患者的年龄、月经史、婚育史、避孕措施、激素类药物使用史及全身与生殖系统有无相关疾病如肝病、血液病、高血压及代谢性疾病如甲状腺功能亢进或减退、肾上腺或垂体疾病等。

2.体格检查

体格检查包括全身检查和妇科检查,以排除全身性及生殖系统器质性病变。

3.辅助检查

在排除器质性病变后,主要了解血凝功能、有无贫血、卵巢是否排卵和了解子宫内膜情况等。

（1）血凝功能测试：血小板计数，出、凝血时间，凝血酶原时间，活化部分凝血酶原时间等。

（2）血红蛋白、血红细胞计数及血细胞比容：了解患者贫血情况。

（3）妊娠试验：有性生活史者应行妊娠试验，以排除妊娠及妊娠相关疾病。

（4）超声检查：可了解子宫大小、形状，宫腔内有无赘生物，子宫内膜厚度等。

（5）诊断性刮宫（D&C）：简称诊刮。其目的包括止血和取材做病理学检查。年龄＞40岁的生育期和绝经过渡期妇女、异常子宫出血病程超过半年者、子宫内膜厚度＞12 mm者，或药物治疗无效、具有子宫内膜癌高危因素患者，应采用诊断性刮宫，以了解子宫内膜有无其他病变。对未婚患者，若激素治疗无效或疑有器质性病变，也应经患者和其家属知情同意后考虑诊刮。不规则流血或大量出血者应及时刮宫，拟确定排卵或了解子宫内膜增生程度，宜在经前期或月经来潮后6小时内刮宫。刮宫要全面，特别注意两侧宫角部；注意宫腔大小、形态、宫壁是否光滑、刮出物性质和量。刮出物应全部送病理学检查。

（6）宫腔镜检查：在宫腔镜直视下选择病变区进行活检，较盲取内膜的诊断价值高，尤其可排除早期子宫内膜病变如子宫内膜息肉、子宫黏膜下肌瘤、子宫内膜癌等。

（7）基础体温测定（BBT）：基础体温呈单相型，提示无排卵。

（8）激素测定：酌情检查FSH、LH、E_2、P及PRL。为确定有无排卵，可于经前1周测定血清孕酮。

（9）阴道脱落细胞涂片检查：一般表现为中、低度雌激素影响。

（10）宫颈黏液结晶检查：经前检查出现羊齿植物叶状结晶提示无排卵。

（11）宫颈细胞学检查：巴氏分类法或TBS报告系统，用于排除宫颈癌及其癌前病变。

（五）鉴别诊断

诊断功血，必须排除以下病理原因的子宫出血。

（1）异常妊娠或妊娠并发症：如流产、异位妊娠、葡萄胎、子宫复旧不良，胎盘残留、胎盘息肉或滋养细胞病变等。常可通过仔细询问病史及血或尿HCG测定，B超检查等协助鉴别。

（2）生殖器官肿瘤：如子宫内膜癌、宫颈癌、滋养细胞肿瘤、子宫肌瘤、卵巢肿瘤等。一般通过盆腔检查、B超、诊刮及相关特殊检查等鉴别。

（3）生殖器官感染：如急性阴道炎或急、慢性子宫内膜炎、子宫肌炎等。妇科检查可有宫体压痛等。

(4)生殖道损伤:如阴道裂伤出血。

(5)性激素类药物使用不当、宫内节育器或异物引起的子宫不规则出血。

(6)全身性疾病:如血液病、肝肾衰竭、甲状腺功能亢进或减退等。可以通过查血常规、肝功能,以及根据甲状腺病变的临床表现和甲状腺激素的测定来作出鉴别诊断。

(六)治疗

1.一般治疗

贫血者应补充铁剂、维生素 C 和蛋白质,严重贫血者需输血。流血时间长者给予抗生素预防感染。出血期间应加强营养,避免过度劳累和剧烈运动,保证充分休息。

2.青春期及生育期无排卵性功血的治疗

以止血、调整周期为治疗原则,有生育要求者需促排卵治疗。

(1)止血:首先采用大剂量雌激素或雌、孕激素联合用药。根据出血量采用合适的制剂和使用方法。

大量出血,要求 6~8 小时内见效,24~48 小时内出血基本停止,若 96 小时以上仍不止血,应考虑有器质性病变存在的可能。大剂量雌激素可迅速促使子宫内膜生长,短期内修复创面而止血,也称"子宫内膜修复法",适用于出血时间长、量多、血红蛋白<80 g/L 的患者。主要药物为苯甲酸雌二醇、结合雌激素及戊酸雌二醇。具体用法如下。①苯甲酸雌二醇:初始剂量 3~4 mg/d,分 2~3 次肌内注射,若出血明显减少,则维持;若出血量未见减少,则加量,也可从 6~8 mg/d 开始,每天最大量一般不超过 12 mg。出血停止3天后开始减量,通常以每 3 天递减 1/3 量为宜。②结合雌激素:25 mg,静脉注射,可 4~6 小时重复1 次,一般用药 2~3 次;次日应给予结合雌激素(倍美力)3.75~7.5 mg/d,口服,并按每 3 天递减 1/3 量为宜。也可在 24~48 小时内开始用口服避孕药。③口服结合雌激素每次 1.25 mg 或戊酸雌二醇(补佳乐)每次 2 mg,每 4~6 小时1 次,血止3天后按每 3 天递减 1/3 量为宜。大剂量雌激素止血对存在血液高凝状态或有血栓性疾病史的患者应禁用。血红蛋白增加至 90 g/L 以上后均必须加用孕激素,有利于停药后子宫内膜的完全脱落。若激素治疗无效或疑有器质性病变,应经患者和其家属知情同意后考虑诊刮。

少量出血:使用最低有效量激素,减少药物不良反应。采用孕激素占优势的口服避孕药,如去氧孕烯炔雌醇片(妈富隆)、复方孕二烯酮片(敏定偶)或复方醋酸环丙孕酮(达英-35)。用法为每次 1～2 片,1 天 2～3 次,血止 3 天后逐渐减量至 1 天 1 片,维持至出血停止后 21 天周期结束。

(2)调整月经周期:血止后,需恢复正常的内分泌功能,以建立正常月经周期。①孕激素后半周期疗法:适用于有内源性雌激素的青春期或生育期功血患者。于月经周期后半期(撤药性出血的第 16～25 天)口服地屈孕酮片 10 mg/d,每天 2 次,共 10 天,或微粒化孕酮 200～300 mg/d,5～7 天,或醋酸甲羟孕酮 10 mg/d,连用 10 天,或肌内注射黄体酮 20 mg/d,共 5 天。②雌、孕激素序贯法(即人工周期):模拟月经周期中卵巢分泌的雌、孕激素变化,将雌、孕激素序贯应用,使子宫内膜发生相应变化。适用于青春期功血或生育期功血内源性雌激素较低者。补佳乐 1 mg 或倍美力 0.625 mg,于月经期第 5 日口服,每晚 1 次,连服 21 天,至服药第 11～16 天,每天加用醋酸甲羟孕酮片 10 mg 口服,或地屈孕酮 10 mg,每天 2 次口服。停药后 3～7 天月经来潮,此为 1 个周期。连用 2～3 个周期后,部分患者能自发排卵。若正常月经仍未建立,应重复上述序贯疗法。③口服避孕药:此法开始即用孕激素以限制雌激素的促内膜生长作用,使撤药性出血逐步减少,其中雌激素可预防治疗过程中孕激素的突破性出血。口服避孕药可很好地控制周期,尤其适用于有避孕需求的生育期功血患者。应注意口服避孕药潜在风险,不宜用于有血栓性疾病、心脑血管疾病高危因素及 40 岁以上吸烟的女性。

3.绝经过渡期功血

以止血、调整周期、减少经量,防止子宫内膜病变为治疗原则。常采用性激素药物止血和调整月经周期。

年龄＞40 岁的妇女、具有子宫内膜癌高危因素或子宫内膜厚度＞12 mm者,应首先采用诊断性刮宫,以排除子宫内膜其他病变。

(1)止血:主要采用孕激素,也称"内膜萎缩法"。合成孕激素止血的机制是使雌激素作用下持续增生的子宫内膜转化为分泌期,并有对抗雌激素作用,使内膜萎缩,从而达到止血目的。

急性出血时可选用炔诺酮(妇康片)5 mg 口服,每 6 小时 1 次,一般用药 4 次后出血量明显减少或停止,改为 8 小时 1 次,血止 3 天后按每 3 天减量 1/3,直至维持量每天 5 mg。

生命体征稳定,血红蛋白＞80 g/L 的患者也可采用孕激素"内膜脱落法"或"药物刮宫":孕激素停药后,子宫内膜脱落较完全,从而达到止血效果。药物及用法如下:①黄体酮 20～40 mg,肌内注射,每天1 次,共 5 天;②口服地屈孕酮片

(达芙通)每次 10 mg,1 天 2 次,共 10 天;③口服微粒化孕酮(琪宁),每天 200～300 mg,5～7 天;④口服醋酸甲羟孕酮片 8～10 mg/d,共 10 天。

此外还可加用雄激素。雄激素有拮抗雌激素、增强子宫平滑肌及子宫血管张力的作用,减轻盆腔充血而减少出血量,但无止血作用,大出血时单独应用效果不佳。

(2)调整月经周期、减少经量:多应用口服妇康片周期治疗,4.375～5 mg/d,于月经期第 5 日口服,共 20 天。也可于月经第 16～25 日采用孕激素后半周期疗法,具体方法同上。

对于药物治疗效果不佳或不宜用药、无生育要求的患者,尤其是不易随访的年龄较大者及内膜病理为癌前病变或癌变者,应考虑手术治疗。手术治疗包括:①子宫内膜去除术,适用于激素等药物治疗无效或复发者;②子宫全切除术。

4.辅助治疗

抗纤溶药物和促凝药物,抗纤溶药物氨甲环酸(妥塞敏)静脉注射或静脉滴注:每次 0.25～0.5 g,1 天 0.75～2 g;口服,每次 500 mg,3 次/天;还可以用立止血、止血敏、维生素 K 等。有减少出血量的辅助作用,但不能赖以止血。

二、排卵性功能失调性子宫出血

排卵性功血较无排卵性功血少见,多发生于生育期妇女。患者虽有排卵,但黄体功能异常。常见有两种类型。

(一)黄体功能不足(LPD)

月经周期中有卵泡发育及排卵,但黄体期孕激素分泌不足或黄体过早衰退,导致子宫内膜分泌反应不良。

1.发病机制

足够水平的 FSH 和 LH、LH/FSH 比值及卵巢对 LH 良好的反应是黄体健全发育的必要前提。黄体功能不足有多种因素。

(1)卵泡发育不良:卵泡颗粒细胞数目和功能分化缺陷,特别是颗粒细胞膜上 LH 受体缺陷,引起排卵后颗粒细胞黄素化不良及分泌孕酮量不足。神经内分泌调节功能紊乱可导致卵泡期 FSH 缺乏,卵泡发育缓慢,雌激素分泌减少,从而对下丘脑及垂体正反馈不足。

(2)LH 排卵高峰分泌不足:卵泡成熟时 LH 排卵峰分泌量不足,促进黄体形成的功能减弱,是黄体功能不足的常见原因。循环中雄激素水平偏高和垂体泌乳激素升高等因素都可抑制 LH 排卵峰。

(3)LH 排卵峰后低脉冲缺陷：LH 排卵峰后的垂体 LH 低脉冲分泌是维持卵泡膜黄体细胞功能的重要机制，若此分泌机制缺陷将导致黄体功能不足。

2.病理

子宫内膜形态表现为分泌期腺体呈分泌不良，间质水肿不明显或腺体与间质发育不同步，或在内膜各个部位显示分泌反应不均，如在血管周围的内膜，孕激素水平稍高，分泌反应接近正常，远离血管的区域则分泌反应不良。内膜活检显示分泌反应较实际周期日至少落后 2 天。

3.临床表现

一般表现为月经周期缩短，因此月经频发。有时月经周期虽在正常范围内，但卵泡期延长、黄体期缩短（<11 天）。在育龄妇女常可表现为不易受孕或在孕早期流产。

4.诊断

根据月经周期缩短、不孕或早孕时流产，妇科检查无引起功血的生殖器官器质性病变；基础体温双相型，但排卵后体温上升缓慢，上升幅度偏低，高温期短于 11 天。经前子宫内膜活检显示分泌反应至少落后 2 天，可作出诊断。

5.治疗

(1)促进卵泡发育：针对其发生原因，调整性腺轴功能，促使卵泡发育和排卵，以利于正常黄体的形成。

首选药物为氯米芬，适用于黄体功能不足，卵泡期过长者。氯米芬可通过与内源性雌激素受体竞争性结合而促使垂体释放 FSH 和 LH，达到促进卵泡发育的目的。可于月经第 2~5 日开始每天口服氯米芬 50 mg，共5 天。应用 3 个周期后停药并观察其恢复情况。疗效不佳，尤其不孕者，考虑每天口服氯米芬量增加至 100~150 mg 或采用 HMG-HCG 疗法，以促进卵泡发育和诱发排卵，促使正常黄体形成。

(2)促进月经中期 LH 峰形成：在监测到卵泡成熟时，使用绒促性素 5 000~10 000 U 肌内注射，以加强月经中期 LH 排卵峰，达到促进黄体形成和提高其分泌孕酮的功能。

(3)黄体功能刺激疗法：于基础体温上升后开始，肌内注射 HCG 1 000~2 000 U每周 2 次或隔天 1 次，共 2 周，可使血浆孕酮明显上升。

(4)黄体功能替代疗法：一般选用天然黄体酮制剂。自排卵后或预期下次月经前 12~14 天开始，每天肌内注射黄体酮 10~20 mg，共 10~14 天；也可口服天然微粒化孕酮，以补充黄体分泌孕酮的不足。

(5)黄体功能不足合并高催乳素血症的治疗:使用溴隐亭每天2.5～5 mg,可使催乳激素水平下降,并促进垂体分泌促性腺激素及增加卵巢雌、孕激素分泌,从而改善黄体功能。

(二)子宫内膜不规则脱落

月经周期中有卵泡发育及排卵,黄体发育良好,但萎缩过程延长,导致子宫内膜不规则脱落。

1.发病机制

由于下丘脑-垂体-卵巢轴调节功能紊乱或溶黄体机制异常引起黄体萎缩不全,内膜持续受孕激素影响,以致不能如期完全脱落。

2.病理

正常月经第3～4天时,分泌期子宫内膜已全部脱落,代之以再生的增殖期内膜。但在黄体萎缩不全时,月经期第5～6天仍能见到呈分泌反应的子宫内膜。由于患者经期较长,使内膜失水,间质变致密,腺体皱缩,腺腔呈梅花状或星状,腺细胞透亮、核固缩,间质细胞大,间质中螺旋血管退化。此时刮宫,子宫内膜常表现为混合型子宫内膜,即残留的分泌期内膜与出血坏死组织及新增殖的内膜混合共存。有些区域内膜尚有出血,另一些区域已有新的增殖期内膜出现。

3.临床表现

表现为月经周期正常,但经期延长,长达9～10天,且出血量多,甚至淋漓数天方止。

4.诊断

临床表现为月经周期正常,经期延长,经量增多,基础体温呈双相型,但下降缓慢。在月经第5～6天行诊断性刮宫,病理检查仍能见到呈分泌反应的内膜,且与出血期及增殖期内膜并存。

5.治疗

(1)孕激素:通过下丘脑-垂体-卵巢轴的负反馈功能,使黄体及时萎缩,内膜按时完整脱落。方法:自排卵后第1～10天或下次月经前10～14天开始,每天口服甲羟孕酮10 mg,连服10天。有生育要求者可肌内注射黄体酮注射液或口服天然微粒化孕酮。无生育要求者也可口服避孕药,月经第5日开始,每天1片,连续21天为1周期。

(2)绒促性素:用法同黄体功能不足,HCG有促进黄体功能的作用。

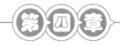

女性生殖系统炎症

第一节 外 阴 炎

外阴与阴道、尿道、肛门相毗邻,经常受到阴道分泌物、经血、尿液和粪便的刺激,若不注意局部清洁,常诱发外阴皮肤与黏膜的炎症。

一、非特异性外阴炎

凡由一般化脓性细菌引起的外阴炎称为非特异性外阴炎,大多为混合性细菌感染,常见病原菌有金黄色葡萄球菌、乙型溶血性链球菌、大肠埃希菌、变形杆菌、厌氧菌等。临床上可分为单纯性外阴炎、毛囊炎、外阴脓疱病、外阴疖病、蜂窝织炎及汗腺炎等。

(一)单纯性外阴炎

1.病因

当宫颈或阴道发炎时,阴道分泌物流出刺激外阴可引起外阴炎;穿着透气性差的化纤内裤,外阴皮肤经常湿润或尿瘘、粪瘘患者外阴长期被尿液、大便浸渍均可继发感染而导致外阴炎。

2.临床表现

炎症多发生于小阴唇内、外侧或大阴唇甚至整个外阴部,急性期表现为外阴发红、肿胀、灼热、疼痛,亦可发生外阴糜烂、表皮溃疡或成片湿疹样变。有时并发腹股沟淋巴结肿大、压痛。慢性患者由于长期刺激可出现皮肤增厚、粗糙、皲裂,有时呈苔藓化或色素减退。

3.治疗

(1)去除病因:积极治疗宫颈炎、阴道炎;改穿棉质内裤;有尿瘘或粪瘘者行修补术;糖尿病尿液刺激引起的外阴炎则应治疗糖尿病。

(2)局部用药:1∶5 000 高锰酸钾温热水坐浴,每天 2 次,清洁外阴后涂 1%硫酸新霉素软膏或金霉素软膏。

(3)物理疗法:红外线、微波或超短波局部治疗,均有一定的疗效。

(二)外阴毛囊炎

1.病因

外阴毛囊炎为细菌侵犯毛囊及其所属皮脂腺引起的急性化脓性感染。病原体多为金黄色葡萄球菌,其次为白色葡萄球菌。当全身抵抗力下降,外阴局部不洁或肥胖使表皮摩擦受损均可诱发此病。屡发者应检查有无糖尿病。

2.临床表现

最初出现一个红、肿、痛的小结节,逐渐增大,呈锥状隆起,数天后结节中央组织坏死变软,出现黄色小脓栓,再过数天脓栓脱落,排出脓液,炎症逐渐消退,但常反复发作。

3.治疗

(1)保持外阴清洁,勤换内裤,勤洗外阴,避免进食辛辣食物或饮酒。

(2)出疹较广泛时,可口服头孢类大环内酯类抗生素。已有脓疱者,可用消毒针刺破,并局部涂上 1%新霉素软膏或 2%莫匹罗星软膏。

(三)外阴疖病

1.病因

由金黄色葡萄球菌或白色葡萄球菌引起。屡发者应检查有无糖尿病。

2.临床表现

开始时毛囊口周围皮肤轻度充血肿痛,逐渐形成高于周围皮肤的紫红色硬结,皮肤表面紧张,有压痛,硬结边缘不清楚,常伴腹股沟淋巴结肿大,以后疖肿中央变软,表面皮肤变薄,并有波动感,继而中央顶端出现黄白色点,不久溃破,脓液排出后,疼痛减轻,红肿消失,逐渐愈合。

3.治疗

保持外阴清洁,早期用 1∶5 000 高锰酸钾温热水坐浴后涂敷抗生素软膏,以促使炎症消散或局限化,亦可用红外线照射以促使疖肿软化。有明显炎症或发热者应口服抗生素,有人主张用青霉素 20 万～40 万 U 溶于 0.5%普鲁卡因 10～20 mL 作封闭治疗,封闭时应在疖肿边缘外 2～3 cm 处注射。当疖肿变软,有波动感时,应切开引流。切口要适当大,以便脓液及坏死组织能顺利排出。但切忌挤压,以免炎症扩散。

(四)外阴急性蜂窝织炎

1.病因

外阴急性蜂窝织炎为外阴皮下、筋膜下、肌间隙或深部蜂窝组织的一种急性弥漫性炎症。致病菌以溶血性链球菌为主,其次为金黄色葡萄球菌及厌氧菌。炎症由皮肤或软组织损伤引起。

2.临床表现

特点是病变不易局限化,迅速扩散,与正常组织无明显界限。表浅的急性蜂窝织炎局部明显红肿、剧痛,并向四周扩大,病变中央常因缺血而坏死。深部的蜂窝织炎,局部红肿不明显,只有局部水肿和深部压痛,疼痛较轻,但病情较严重,有高热、寒战、头痛、全身乏力、白细胞计数升高,压迫局部偶有捻发音。蜂窝组织和筋膜有坏死,以后可有进行性皮肤坏死,脓液恶臭。

3.治疗

早期采用头孢类或青霉素类抗生素口服或静脉滴注。局部可采用热敷或中药外敷,若不能控制,应多处切开引流(切忌过早引流),去除坏死组织,伤口用3%过氧化氢溶液冲洗和湿敷。

(五)外阴汗腺炎

1.病因

青春期外阴部汗腺分泌旺盛,分泌物黏稠,加上继发性葡萄球菌或链球菌感染,致使腺管堵塞导致外阴汗腺炎。

2.临床表现

外阴部有多个瘙痒的皮下小结节,若不及时治疗则会形成脓疱,最后穿破。

3.治疗

保持外阴清洁,宣传教育了解外阴清洁的重要性,避免穿尼龙内裤。早期治疗可用1:5 000高锰酸钾液温热坐浴,每天2～3次。外阴清洁后保持干爽。严重时口服或肌内注射抗生素,形成脓疱时切开排脓。

二、婴幼儿外阴炎

(一)病因

由于婴幼儿卵巢功能尚未成熟,外阴发育较差,自我防御机制不健全,因而外阴易受到各种病原体感染导致婴幼儿外阴炎。常见病原体为大肠埃希菌、葡萄球菌、链球菌、淋病奈瑟菌、假丝酵母、滴虫或蛲虫等。传播方式为母亲或保育员的手、衣物、毛巾、浴盆等间接传播;也可由于自身大便污染或外阴不洁等。

(二)临床表现

局部皮肤红肿、疼痛或瘙痒致使婴幼儿烦躁不安及哭闹。检查发现外阴、阴蒂部红肿,尿道口或阴道口充血、水肿或破溃,严重时可致小阴唇粘连,因阴唇粘连覆盖尿道口,尿液由粘连部上方或下方裂隙排出,婴幼儿排尿时因尿液刺激致使疼痛加重而哭闹。

(三)治疗

(1)注意卫生,不穿开裆裤,减少外阴受污染机会。婴幼儿大小便后尤其大便后应清洗外阴,避免用刺激性强的肥皂。清洁外阴后撒布婴儿浴粉或氧化锌粉,以保持外阴干燥。

(2)急性炎症时,用1:5 000高锰酸钾液坐浴,每天2~3次。坐浴后擦干外阴,可选用下列药物涂敷:①40%紫草油纱布;②炉甘石洗剂;③15%氧化锌粉;④瘙痒明显者可用10%氢化可的松软膏。

(3)阴唇粘连时,粘连处可用两大拇指将两侧阴唇向外、向下轻轻按压使粘连分离。分离后创面用40%紫草油涂敷,以免再度粘连,也可涂擦0.1%雌激素软膏。

(4)口服或静脉滴注抗生素治疗。

三、老年性外阴炎

(一)病因

绝经后,雌激素水平明显降低,外阴脂肪减少,大小阴唇变平,皮肤变薄,弹性消失,阴毛稀疏,腺体减少,容易出现老年性外阴炎。

(二)临床表现

外阴因干枯发痒而搔抓,抓破后易导致感染,轻度摩擦均会引起外阴皮肤损伤。若外阴萎缩范围达肛门周围,导致肛门括约肌张力降低而发生轻度大便失禁,亦可因粪便污染而致炎症。

(三)治疗

保持外阴清洁。外阴瘙痒时可用氢化可的松软膏外涂以缓解瘙痒,而且软膏的润滑作用可使皮肤不会因干燥而发生磨损。症状严重者,如无禁忌证可给予雌激素治疗,口服倍美力0.625 mg,每晚1次,亦可用倍美力阴道软膏局部涂搽。

四、慢性肥厚性外阴炎

(一)病因

慢性肥厚性外阴炎又称外阴象皮肿。病原体为丝虫。其微丝蚴寄生于外阴淋巴系统中,引起淋巴管炎性阻塞,导致皮肤增厚。

(二)临床表现

外阴部皮肤(阴蒂、大小阴唇)呈局限性或弥漫性增厚,表面粗糙,有时凹凸不平呈结节状、乳头状或疣状。因外阴皮肤肥厚肿大,导致患者坐立不安、大小便困难、性生活受影响。病变局部瘙痒,抓破后容易引起继发性感染,出现溃疡、渗液、疼痛等。患者可有丝虫感染史或乳糜尿。

(三)治疗

乙胺嗪,4～6 mg/kg,每天 3 次,7 日为 1 个疗程,也有人主张用短程疗法,即每天 1.5 g 分 2 次口服,连服 2 天。局部病灶要注意干燥清洁,预防继发性感染,病灶增大及肥厚严重者,可考虑手术切除。

五、前庭大腺炎

(一)病因

前庭大腺为一对管泡状结构的腺体,位于两侧大阴唇下 1/3 深部,腺管开口于处女膜与小阴唇之间。因解剖部位的特点,在性交、流产、分娩等情况污染外阴时,病原体易侵入引起前庭大腺炎。炎症一般发生于生育年龄妇女。病原体多为金黄色葡萄球菌、大肠埃希菌、厌氧菌(类杆菌)或淋病奈瑟菌等混合感染。

(二)临床表现

前庭大腺炎可分为 3 种类型:前庭大腺导管炎、前庭大腺脓肿和前庭大腺囊肿。

1.前庭大腺导管炎

初期感染阶段多为导管炎,局部红肿、疼痛及性交痛,检查可见患侧前庭大腺开口处呈白色小点,有明显压痛。

2.前庭大腺脓肿

导管开口处闭塞,脓性分泌物不能排出,积聚于导管及腺体中,并逐渐扩大形成前庭大腺脓肿。脓肿直径达 3～6 cm,多为单侧,局部有红肿热痛,皮肤变薄,触痛明显,有波动感,脓肿继续增大,壁薄,可自行破溃,症状随之减轻,若破口小,脓液引流不畅,症状可反复发作。全身症状可有发热,白细胞计数增高,患侧腹股沟淋巴结肿大。

3.前庭大腺囊肿

前庭大腺导管因非特异性炎症阻塞,使腺体内分泌物积聚,形成囊性扩张所致,但腺体无炎症。小者长期存在而无自觉症状,大者囊肿阻塞阴道口,导致患者行动不便,有肿胀感。检查可见大阴唇下方有囊性块物,椭圆形,肿物大小不等,囊肿内含清澈透明液体,感染时可呈脓性。

(三)治疗

1.前庭大腺导管炎

多卧床休息;口服青霉素类、头孢菌素类、喹诺酮类抗生素;局部可用1:5 000高锰酸钾液坐浴。

2.前庭大腺脓肿

待脓肿成熟有波动感时行切开引流术。消毒外阴后,在脓肿表面皮肤最薄处(大阴唇内侧)做一半弧形切口,切口不宜过小,便于脓液充分引流排出,术后应置纱条于脓腔内引流,防止切口过早闭合。切开引流术后症状可迅速消除,但愈合后有可能反复发作,故可在炎症消除后,行前庭大腺摘除术。

3.前庭大腺囊肿

有感染时,按前庭大腺脓肿处理。无继发感染,则可行囊肿造口术。于大阴唇内侧皮肤与黏膜交界处行半弧形切口,剪去菱形状黏膜及囊壁一小块,然后将黏膜与囊壁间断缝合。由于前庭大腺开口未闭塞,故腺体仍有正常分泌功能。亦可采用 CO_2 激光造口术,复发率较低。

六、外阴前庭炎

外阴前庭炎为一慢性持续性临床综合征,其特点为外阴前庭部发红,性交时阴道口有剧痛不适,或触摸、压迫前庭时局部疼痛。

(一)病因

尚不清楚。可能与感染尤其是人乳头瘤病毒(HPV)感染、尿中尿酸盐刺激以及心理因素有关。

(二)临床表现

好发于性生活活跃的妇女。主要症状为性交时阴道口剧痛或长期阴道口处烧灼感,可伴有尿痛、尿频,严重者导致性交畏惧感。检查见前庭部充血、肿胀,压痛明显。

(三)治疗

由于病因不明,治疗效果不理想。对症状较轻者,可采用药物治疗;对病变严重或药物治疗无效者,可采用手术治疗。

1.药物治疗

1:5 000高锰酸钾温水坐浴,性交前石蜡油润滑前庭部,1%氢化可的松或0.025%氟轻松软膏局部外涂,亦可同时应用2%～5%利多卡因溶液外涂。近年报道前庭局部黏膜下注射α-干扰素有一定疗效,有效率为50%。

2.手术治疗

切除前庭部疼痛处黏膜层,然后潜行游离部分阴道黏膜予以覆盖。前庭大腺开口处被切除后仍能自行重建。

七、外阴接触性皮炎

(一)病因

外阴皮肤直接接触某些刺激性物质或变应原而发生的炎症,如接触消毒剂、卫生巾、肥皂、阴茎套、紧身内裤等。

(二)临床表现

外阴接触刺激物或变应原后,局部有灼热感、疼痛、瘙痒,检查见皮肤潮红、皮疹、水肿、水疱,甚至坏死、溃疡。

(三)治疗

去除病因,避免用刺激性物质。可口服赛庚啶、阿司咪唑或肾上腺皮质激素,局部用3%硼酸溶液冲洗后,涂抹炉甘石洗剂。若有继发感染时,可给予1%新霉素软膏涂抹。

第二节　阴　道　炎

女性阴道及其特定的菌群共同形成了一个巧妙的平衡生态体系,当此平衡被破坏时,即可导致阴道炎。改变阴道生态平衡的药物和其他因素有抗生素、激素、避孕药、阴道冲洗、阴道用药、性交、性传播疾病、紧张和多性伴侣等。

阴道内主要需氧菌有革兰阳性乳酸杆菌、类白喉杆菌、革兰阳性表皮葡萄球菌、链球菌、肠球菌和革兰阴性大肠埃希菌及阴道杆菌。主要厌氧菌有革兰阳性消化球菌属及消化链球菌属、革兰阴性类杆菌属、梭状芽孢杆菌。除细菌外尚有衣原体、支原体、病毒、原虫、真菌等。

阴道炎主要病因：①外阴阴道假丝酵母菌病；②滴虫性阴道炎；③细菌性阴道病；④老年性阴道炎；⑤阿米巴性阴道炎；⑥婴幼儿阴道炎；⑦过敏性阴道炎。

一、外阴阴道假丝酵母菌病

外阴阴道假丝酵母菌病是由假丝酵母菌引起的一种常见外阴阴道炎，约75%妇女一生中至少患过1次外阴阴道假丝酵母菌病。

(一)病因

假丝酵母菌呈卵圆形，有芽生孢子及细胞发芽伸长而形成的假菌丝，80%～90%病原体为白色假丝酵母菌，10%～20%为光滑假丝酵母菌、近平滑假丝酵母菌、热带假丝酵母菌等。假丝酵母菌系阴道内常驻菌种，也可由肠道传染所致，其繁殖、致病、发病取决于宿主抵抗力以及阴道内环境的变化。当阴道内糖原增多，酸度增高时，最适宜假丝酵母菌繁殖而引起炎症。妊娠、避孕药、抗生素、激素和免疫抑制剂的使用均有利于假丝酵母菌繁殖，阴道和子宫颈有病理改变时，假丝酵母菌发病率亦增高，肥胖及甲状旁腺、甲状腺和肾上腺功能减退等均影响假丝酵母菌的繁殖和生长且与发病有关，亦与大量雌激素应用、糖尿病、穿紧身化纤内裤、性交过频、性传播、偏嗜甜食有关。

(二)临床表现

主要表现为外阴阴道瘙痒，严重时抓破外阴皮肤，可有外阴烧灼感、阴道痛、性交疼痛及排尿灼热感，排尿或性交可使症状加剧，阴道分泌物增多，典型的白带为白色豆渣样，稠厚，无臭味。

检查时可见阴道黏膜被白色膜状豆渣样分泌物覆盖，擦除后见黏膜充血、水肿或为表浅糜烂面，外阴因搔抓或分泌物刺激可出现抓痕、表皮剥脱、肿胀和红斑。

(三)诊断

典型病例不难诊断，若在分泌物中找到假丝酵母菌的孢子及菌丝即可确诊。检查时可用悬滴法(加1滴生理盐水或10%氢氧化钾)在显微镜下找孢子和假菌丝。若有症状而多次检查阴性时，可改用培养法。顽固病例应检查尿糖，必要时查血糖,并详细询问有无服用大量皮质激素和长期应用抗生素的病史,以寻找发病的可能诱因。

(四)治疗

1.去除诱因

及时了解存在的诱因并及时消除,如停服广谱抗生素、雌激素等。合并糖尿病时要同时予以治疗,宜选用棉质内裤,患者的毛巾、内裤等衣物要隔离洗涤,用开水烫,以免传播。假丝酵母菌培养阳性但无症状者无须治疗,因为 10%～20%妇女阴道内有假丝酵母菌寄生。

2.改变阴道酸碱度

假丝酵母菌在 pH 5.5～6.5 环境下最适宜生长繁殖,因此可改变阴道酸碱度造成不利于其生长的环境。方法是用碱性溶液如 2%～4%碳酸氢钠溶液冲洗阴道或坐浴,每天 2 次,10 天为 1 个疗程。

3.药物治疗

(1)制霉菌素栓(米可定泡腾阴道片):每枚 10 万 U,每晚置阴道内 1 枚,10～14 天为 1 个疗程,怀疑系肠道假丝酵母菌传播致病者,应口服制霉菌素片剂,每次 50 万～100 万 U,每天 3 次,7～10 天为 1 个疗程,以消灭自身的感染源。

(2)咪唑类药物:包括布康唑、咪康唑、克霉唑、酮康唑、益康唑、伊曲康唑、特康唑、氟康唑等,已成为治疗外阴阴道假丝酵母菌病的推荐疗法。①布康唑:阴道霜,5 g/d,睡时阴道内用,共 3 天。②咪康唑:阴道栓剂,每晚 1 粒,每粒200 mg,共 7 日或每粒 400 mg,共 3 天。2%咪康唑乳膏,5 g/d,睡时阴道内用,共 7 日。③克霉唑:又称三苯甲咪唑,克霉唑阴道片 100 mg,每晚 1 次,7 日为1 个疗程,或 200 mg,每晚 1 次,3 天为 1 个疗程;亦有用 1%克霉唑阴道乳膏 5 g每晚涂于阴道黏膜上,7～14 天为 1 个疗程。油膏亦可涂在外阴及尿道口周围,以减轻瘙痒症状及小便疼痛。克霉唑 500 mg 单剂阴道给药,疗效与上述治疗方案相近。④酮康唑:是一种新型口服吸收的抗真菌药物,200 mg,每天 1 次或2 次口服,5 日为 1 个疗程,疗效与克霉唑或咪康唑阴道给药相近。对于复发性外阴阴道假丝酵母菌病患者,现主张用酮康唑口服治疗。⑤益康唑:系咪唑类药物,抗菌谱较广,对深部或浅部真菌均有效,制剂有 50 mg 或 150 mg 的阴道栓剂,1%的阴道霜剂,3 天为 1 个疗程。⑥伊曲康唑:每片 200 mg,口服每天 2 次,每次 1 片即可,也可 200 mg 口服,每天 1 次,共 3 天。⑦特康唑:0.4%霜剂,5 g/d 阴道内给药,共 7 日;0.8%霜剂,5 g/d,阴道内给药,共 3 天;阴道栓剂

80 mg/d,共 3 天。⑧氟康唑:唯一获得 FDA 许可的治疗假丝酵母菌感染的口服药物,每片150 mg,仅需服用 1 片即可。

(3)顽固病例的治疗:外阴阴道假丝酵母菌病患者经过治疗,临床症状及体征消失,真菌学检查阴性后,又出现症状,真菌学检查阳性,并且一年内发作 4 次或 4 次以上者,称为复发性外阴阴道假丝酵母菌病,复发原因可能与性交传播或直肠假丝酵母菌感染有关。①查尿糖、血糖,除外糖尿病。②月经期间不能中断治疗,治疗期间不能性交。③最佳方案尚未确定,推荐一开始给予积极治疗10~14 天,随即维持治疗 6 个月。如酮康唑每次 100 mg,每天 1 次,维持 6 个月;或者治疗 1 个疗程结束后 6 个月内,每次经前用阴道栓剂,共 3 天。④应用广谱抗生素治疗其他感染性疾病期间,应同时用抗真菌软膏涂抹阴道,以防复发。⑤口服氟康唑、伊曲康唑、制霉菌素治疗直肠假丝酵母菌感染。⑥当与滴虫性阴道炎并存时,应注意同时治疗。

(4)妊娠期感染的治疗:为避免新生儿感染,应进行局部治疗。目前认为制霉菌素或咪康唑妊娠期局部用药对胎儿无害,可用 2%碳酸氢钠溶液冲洗外阴后,阴道置上述栓剂,孕中期阴道给药时不宜塞入过深。

二、滴虫性阴道炎

(一)病因

滴虫性阴道炎由阴道毛滴虫引起。阴道毛滴虫为厌氧可活动的原虫,梨形,全长 15~20 μm,虫体前端有 4 根鞭毛,在 pH 5.5~6.0 时生长繁殖迅速。月经前后阴道 pH 发生变化时,隐藏在腺体及阴道皱襞中的滴虫常得以繁殖,引起炎症发作。滴虫能消除或吞噬阴道细胞内的糖原,阻碍乳酸的生成。本病可因性交引起,也与使用不洁浴具或穿着污染衣裤、接触污染便盆、被褥等有关。

(二)临床表现

20%~50%患者无症状,称为带虫者。滴虫单独存在时可不导致炎症反应。但由于滴虫消耗阴道细胞内糖原,改变阴道酸碱度,破坏其防御机制,故常在月经前后、妊娠期或产后等阴道 pH 改变时,继发细菌感染,引起炎症发作。

临床症状表现为阴道分泌物异常增多,常为稀薄泡沫状,有臭味,当混合细菌感染时分泌物呈脓性。10%患者诉外阴、阴道口瘙痒,有时伴性交痛、尿频、尿痛、血尿。

检查可见阴道黏膜呈散在红色点状皮损或草莓状宫颈,后穹隆有较多的泡沫状分泌物。单纯带虫者阴道黏膜可无异常发现。

(三)诊断

采用悬滴法在阴道分泌物中找到滴虫即可确诊。阴道分泌物涂片可见大量白细胞而未能从镜下检出滴虫者,可采用培养法。采集分泌物前24～48小时应避免性交、阴道冲洗或局部用药,且不宜行双合诊检查,窥阴器不涂抹润滑剂。近来开始运用荧光标记单克隆抗体检测、酶联免疫吸附法和多克隆抗体乳胶凝集法诊断,敏感度为76%～95%不等。

(四)治疗

1.甲硝唑

传统治疗方案:200 mg口服,每天3次,7日为1个疗程,或400 mg口服,每天2次,5天为1个疗程。亦可2 g单次口服。单剂量治疗的好处是总药量少,患者乐意接受,但因剂量大,可出现不良反应,因此选用单剂量疗法一定要慎重。用药期间或用药后24小时内不能饮用含酒精的饮料,配偶亦需同时采用甲硝唑口服治疗。

2.替代方案

有以下几种:①替硝唑500 mg,每天2次,连服7日。②甲苯咪唑100 mg,每天2次,连服3天。③硝呋拉太200 mg,每天3次,连服7日。

3.阴道局部用药

阴道局部用药症状缓解相对较快,但不易彻底杀灭滴虫,停药后易复发。先采用0.5%醋酸清洗阴道后,将甲硝唑200 mg置入阴道内,每晚1次,7日为1个疗程,或用甲硝唑泡腾片200 mg,滴维净(每片含乙酰胂胺250 mg、硼酸30 mg),卡巴胂200 mg,曲古霉素栓10万U,每晚一枚置阴道内,7日为1个疗程。

4.治疗中的注意事项

月经干净后阴道pH偏碱性,利于滴虫生长,因而可能在月经干净后复发,故应在下次月经净后再治疗1个疗程,以巩固疗效。

三、细菌性阴道病

(一)病因

细菌性阴道病为阴道内正常菌群失调所致的一种混合感染。以往曾称非特异性阴道炎、嗜血杆菌性阴道炎、棒状杆菌性阴道炎、加德纳菌性阴道炎、厌氧性阴道病,1984年被正式命名为细菌性阴道病。此病非单一致病菌引起,而是多种致病菌大量繁殖导致阴道生态系统失调的一种阴道病理状态,因局部无明显炎症反应,分泌物中白细胞少,故而称作阴道病。

细菌性阴道病为生育妇女最常见的阴道感染性疾病。有统计在性传播疾病门诊的发生率为 15%～64%,年龄在 15～44 岁,妊娠妇女发病率 16%～29%。正常阴道内以产生过氧化氢的乳杆菌占优势,细菌性阴道病时,乳杆菌减少而其他细菌大量繁殖,主要有加德纳菌、动弯杆菌、普雷沃菌、类杆菌等厌氧菌以及人型支原体,其数量可增加 100～1 000 倍。阴道生态环境和 pH 的改变,是加德纳菌等厌氧菌大量繁殖的致病诱因,其发病与妇科手术、既往妊娠数、性伴侣数目有关。口服避孕药有支持乳杆菌占优势的阴道环境的作用,对细菌性阴道病起到一定防护作用。

(二)临床表现

20%～50%患者无症状,有症状者表现为阴道分泌物增多,呈灰白色或灰黄色,稀薄,腥臭味,尤其是性交后更为明显,因碱性黏液可使阴道 pH 升高,促进加德纳菌等厌氧菌的生长,引起胺类释放所致。少数患者可有外阴瘙痒及灼热感。细菌性阴道炎可引起宫颈上皮不典型增生、子宫内膜炎、输卵管炎、盆腔炎、异位妊娠与不孕。孕期细菌性阴道炎感染可引起早产、胎膜早破、绒毛膜羊膜炎、产褥感染、新生儿感染。

检查见阴道口有分泌物流出,可闻到鱼腥味,分泌物稀薄并黏着于阴道壁,易擦掉,阴道黏膜无充血等炎症改变。

(三)诊断

根据临床特征和阴道分泌物镜检多能明确诊断。临床上如按滴虫性阴道炎、外阴阴道假丝酵母菌病治疗无效时,应考虑细菌性阴道炎。细菌性阴道炎诊断的 4 项标准,有其中的 3 项即可诊断:①阴道分泌物增多,均匀稀薄。②阴道 pH>4.5。③氨试验阳性,取阴道分泌物少许置玻片上,加入 10%氢氧化钾溶液 1～2 滴,立即可闻及一种鱼腥味即为阳性。这是由于厌氧菌产生的胺遇碱释放氨所致,但非细菌性阴道炎患者性生活后由于碱性精液的影响,氨试验也可为阳性。④线索细胞阳性,取少许阴道分泌物置玻片上,加 1 滴生理盐水于高倍镜下观察,视野中见到 20%以上的线索细胞即为阳性。线索细胞系阴道壁脱落的表层细胞,于细胞边缘吸附大量颗粒状物质,即各种厌氧菌尤其是加德纳菌,以致细胞边缘不清,呈锯齿状。

(四)治疗

治疗目的是缓解阴道症状和体征。治疗原则:①无症状者无须治疗;②性伴侣不必治疗;③妊娠期细菌性阴道炎应积极治疗;④经阴道手术如子宫内膜活检、宫腔镜、节育环放置、子宫输卵管碘油造影检查、刮宫术等应在术前积极治疗。

1.全身治疗

(1)首选药物为口服甲硝唑。甲硝唑有助于细菌性阴道炎患者重建正常阴道内环境。美国疾病控制中心的推荐方案是:甲硝唑 500 mg 口服,每天 2 次,或 400 mg 口服,每天 3 次,共 7 日,治愈率达 82%~97%。备用方案有:甲硝唑 2 g 单次顿服,治愈率 47%~85%。

(2)克林霉素对厌氧菌及加德纳菌均有效。用法:300 mg 口服,1 天 2 次,共 7 天,治愈率 97%,尤其适用于妊娠期细菌性阴道炎患者及甲硝唑治疗失败或不能耐受者。不良反应有腹泻、皮疹、阴道刺激症状,均不严重,无须停药。

2.局部治疗

(1)甲硝唑 500 mg 置于阴道内,每晚 1 次,7~10 天为 1 个疗程,或 0.75% 甲硝唑软膏(5 g)阴道涂布,每天 2 次,5~7 天为 1 个疗程。

(2)2% 克林霉素软膏 5 g 阴道涂布,每天 1 次,7 日为 1 个疗程,治愈率 80%~85%,适宜于妊娠期细菌性阴道炎治疗。

(3)乳酸(pH 3.5)5 mL 置入阴道内,每天 1 次,7 日为 1 个疗程。

(4)3% 过氧化氢冲洗阴道,每天 1 次,7 日为 1 个疗程。

(5)对于混合感染如合并滴虫性阴道炎、外阴阴道假丝酵母菌病患者,可采用聚甲酚磺醛阴道栓 1 枚,每天 1 次,或保菌清阴道栓(含硫酸新霉素、多黏菌素 B、制霉菌素、乙酰胂胺)1 枚,每天 1 次,6 天为 1 个疗程。

3.妊娠期细菌性阴道炎的治疗

推荐方法为甲硝唑 200 mg,每天 3 次,共 7 天。替代疗法为甲硝唑 2 g 顿服或克林霉素 300 mg,每天 2 次,共 7 天。妊娠期不宜阴道内给药,有可能增加早产的危险。

四、老年性阴道炎

(一)病因

绝经后妇女由于卵巢功能衰竭,雌激素水平下降,阴道黏膜变薄,皱褶消失,细胞内缺乏糖原,阴道内 pH 多呈碱性,杀灭病原菌能力降低,加之血供不足,当受到刺激或被损伤时,毛细血管容易破裂,出现阴道不规则点状出血,如细菌侵入繁殖,可引起老年性阴道炎。

(二)临床表现

阴道分泌物增多,水样、脓性或脓血性。可有下腹坠胀不适及阴道灼热感。由于分泌物刺激,患者感外阴及阴道瘙痒。

检查见阴道呈老年性改变,皱襞消失,上皮菲薄,阴道黏膜充血,有点状出血,严重时形成表浅溃疡。若溃疡面相互粘连,阴道检查分离时可引起出血,粘连严重者可导致阴道闭锁,闭锁段上端分泌物不能排出可形成阴道或宫腔积脓。长期炎性刺激后可因阴道黏膜下结缔组织纤维化,致使阴道狭窄。

(三)诊断

根据临床表现不难诊断,但必须除外滴虫性阴道炎或外阴阴道假丝酵母菌病。此外,发现血性白带时还需警惕子宫恶性肿瘤的存在,必要时应行分段诊断性刮宫或局部活检予以确诊。

(四)治疗

治疗原则为增强阴道抵抗力和抑制细菌生长。

1.保持外阴清洁和干燥

分泌物多时可用1%乳酸或0.5%醋酸或1∶5 000高锰酸钾坐浴或冲洗阴道。

2.雌激素制剂全身给药

尼尔雌醇,每半月2~4 mg口服;结合雌激素,每天0.625 mg口服;戊酸雌二醇,每天1~2 mg口服;克龄蒙(每片含戊酸雌二醇2 mg、醋酸环丙孕酮1 mg),每天1片;诺更宁(每片含雌二醇2 mg、醋酸炔诺酮1 mg),每天1片。以上药物可任意选用一种。

3.雌激素制剂局部给药

己烯雌酚0.5 mg,每晚1次,7天为1个疗程;或结合雌激素阴道软膏0.5~2 g/d,7天为1个疗程。

4.抗生素软膏或粉剂局部给药

甲硝唑、氧氟沙星、磺胺异唑、氯霉素局部涂抹,隔天1次,7次为1个疗程。

五、婴幼儿阴道炎

(一)病因

婴幼儿卵巢尚未发育,阴道细长,黏膜仅由数层立方上皮组成,阴道上皮糖原很少,阴道 pH 6.0～7.5,故对细菌的抵抗力弱,阴道内乳杆菌极少,而杂菌较多,这些细菌作用于抵抗力较弱或受损的阴道时,极易产生婴幼儿阴道炎。婴幼儿阴道炎常与外阴炎并存,多见于 1～5 岁的幼女。80％为大肠埃希菌属感染,葡萄球菌、链球菌、变形杆菌、淋病奈瑟菌、滴虫、假丝酵母菌、蛲虫也可引起感染。年龄较大儿童阴道内异物亦常致继发性感染。

(二)临床表现

主要症状为阴道口处见脓性分泌物,味臭。由于阴道分泌物刺激可导致外阴瘙痒,患者常用手搔抓外阴,甚至哭闹不安。检查可见外阴红肿、破溃、前庭黏膜充血。慢性外阴炎可致小阴唇粘连,慢性阴道炎可致阴道闭锁。

(三)诊断

根据症状、体征,临床诊断并不困难。应取分泌物找滴虫、假丝酵母菌或涂片染色找致病菌,必要时做细菌培养。还应做肛门检查以排除阴道异物及肿瘤。

(四)治疗

(1)保持外阴清洁、干燥,不穿开裆裤。如阴道分泌物较多,可在尿布内垫上消毒棉垫并经常更换棉垫与尿布。

(2)婴幼儿大小便后用 1∶5 000 高锰酸钾温热水冲洗外阴,年龄较大的小儿可用 1∶5 000 高锰酸钾温水坐浴,每天 3 次。外阴擦干后,可用下列药物:15％氧化锌粉、15％滑石粉、炉甘石洗剂、紫草油。瘙痒剧烈时可用制霉菌素软膏或氢化可的松软膏,外阴及阴道口可适量涂抹雌激素霜剂或软膏,也可口服己烯雌酚 0.1 mg,每晚 1 次,连服 7 天。

第三节　盆 腔 炎

一、概述

盆腔炎是妇女常见疾病,包括子宫内膜炎、附件炎、盆腔腹膜炎、盆腔结缔组织炎、女性生殖器结核等。美国疾病控制与预防中心已将这一临床综合征定义为盆腔炎性疾病。既往盆腔炎性疾病多因产后、剖宫产后、流产后以及妇科手术后细菌进入创面感染而致病,近年来则多由下生殖道的性传播疾病及细菌性阴道病上行感染造成。发病可局限于一个部位、几个部位或整个盆腔脏器。

(一)发病率

盆腔炎性疾病在一些性生活紊乱及性病泛滥的国家中是最常见的疾病。在工业化国家中,生育年龄组妇女每年盆腔炎性疾病的发生率可达 2%,估计美国每年有高达 100 万人患此病,其中需住院治疗者约 20 万人。我国盆腔炎性疾病发病率亦有升高的趋势,但尚无此方面确切的统计数字。

(二)病原体

通过对上生殖道细菌培养的研究,明确证明盆腔炎性疾病的发生为多重微生物感染所致,且许多细菌为存在于下生殖道的正常菌群。常见的致病菌有以下几种。

1.需氧菌

(1)葡萄球菌:属革兰阳性球菌,其中以金黄色葡萄球菌致病力最强,多于产后、剖宫产后、流产后或妇科手术后细菌通过宫颈上行感染至子宫、输卵管黏膜。葡萄球菌对一般常用的抗生素可产生耐药,根据药物敏感试验用药较为理想,耐青霉素的金黄色葡萄球菌对头孢唑林钠、万古霉素、克林霉素及第三代头孢菌素敏感。

(2)链球菌:也属革兰阳性球菌,其中以乙型链球菌致病力最强,能产生溶血素及多种酶,使感染扩散。本菌对青霉素敏感,患病后只要及时、足量、足疗程治疗基本无死亡。此菌可在成年女性阴道长期寄居,有报道妊娠后期此类菌在阴道的携带率为 5%~29%。

(3)大肠埃希菌:为肠道的寄生菌,一般不致病,但在机体抵抗力下降,或因外伤等侵入肠道外组织或器官时可引起严重的感染,甚至产生内毒素休克,常与其他致病菌混合感染。本菌对卡那霉素、庆大霉素、头孢唑林钠、羧苄西林敏感,但易产生耐药菌株,可在药敏试验指导下用药。

此外尚有肠球菌、克雷伯杆菌属、淋病奈瑟菌、阴道嗜血杆菌等。

2.厌氧菌

厌氧菌是盆腔感染的主要菌种。厌氧菌主要来源于结肠、直肠、阴道及口腔黏膜,肠腔中厌氧菌与需氧菌的数量比为 100：1,阴道内两者的比例为 10：1。女性生殖道内常见的厌氧菌有以下几种。

(1)消化链球菌:属革兰阳性菌,易滋生于产后子宫内坏死的蜕膜碎片或残留的胎盘中,其内毒素毒力低于大肠埃希菌,但能破坏青霉素的 β-内酰胺酶,对青霉素有抗药性,还可产生肝素酶,溶解肝素。其可促进凝血,导致血栓性静脉炎。

(2)脆弱类杆菌:系革兰阴性菌,为严重盆腔感染中的主要厌氧菌,这种感染易造成盆腔脓肿,恢复期长,伴有恶臭。本菌对甲硝唑、克林霉素、头孢菌素、多西环素敏感,对青霉素易产生耐药。

(3)产气荚膜梭状芽孢杆菌:系革兰阴性菌,多见于创伤组织感染及非法堕胎等的感染,分泌物恶臭,组织内有气体,易产生中毒性休克、弥漫性血管内凝血及肾衰。此菌对克林霉素、甲硝唑及第三代头孢菌素敏感。

除上述 3 种常见的厌氧菌外,二路拟杆菌和二向拟杆菌也是常见的致病菌,对青霉素耐药,对抗厌氧菌抗生素敏感。

3.性传播的病原体

如淋病奈瑟菌、沙眼衣原体、支原体等,是工业化国家中导致盆腔炎性疾病的主要病原体,占 60%～70%。性传播病原体与多种微生物感染导致的盆腔炎性疾病常可混合存在,且在感染过程中可相互作用。淋病奈瑟菌、衣原体所造成的宫颈炎、子宫内膜炎为阴道内的细菌上行感染创造了条件,也有人认为在细菌性阴道病时,淋病奈瑟菌及衣原体更易进入上生殖道。

(三)感染途径

盆腔炎性疾病主要由病原体经阴道、宫颈的上行感染引起。其他途径有以下几种。

1.经淋巴系统蔓延

细菌经外阴、阴道、宫颈裂伤、宫体创伤处的淋巴管侵入内生殖器及盆腔腹膜、盆腔结缔组织等部分,可形成产后感染、流产后感染或手术后感染。

2.直接蔓延

盆腔中其他脏器感染后,直接蔓延至内生殖器。如阑尾炎可直接蔓延到右侧输卵管,发生右侧输卵管炎。盆腔手术损伤后的继发感染亦可引起严重的盆腔炎。

3.经血液循环传播

病原体先侵入人体的其他系统,再经过血液循环达内生殖器,如结核菌感染,由肺或其他器官的结核灶可经血液循环而传至内生殖器,菌血症也可导致盆腔炎症。

4.盆腔炎性疾病的预防

盆腔炎性疾病可来自产后、剖宫产、流产以及妇科手术操作后。因此必须做好宣传教育,注意孕期的体质,分娩时减少局部的损伤,对损伤部位的操作要轻,注意局部的消毒。月经期生殖器官抵抗力较弱,宫颈口开放,易造成上行感染,故应避免手术。手术前应详细检查患者的体质,有无贫血及其他脏器的感染灶,如有应予以治疗。此外也存在一些盆腔手术后发生的盆腔炎性疾病,妇科围术期应选用广谱类抗生素,常用的有氨苄西林、头孢羟氨苄、头孢唑林钠、头孢西丁钠、头孢噻肟钠、头孢替坦、头孢曲松钠等。多数学者主张抗生素应在麻醉诱导期,即术前30分钟1次足量静脉输注,20分钟后组织内抗生素浓度可达高峰。必要时加用抗厌氧菌类抗生素如甲硝唑、替硝唑、克林霉素等。如手术操作60~90分钟,在4小时内给第2次药。剖宫产术可在钳夹脐带后给药,可选用抗厌氧菌类药物,如甲硝唑、替硝唑、克林霉素等。给药剂量及次数还需根据病变种类、手术的复杂性及患者情况而定。

可导致盆腔炎性疾病常见的其他手术,有各类需将器械伸入宫腔的操作,如人工流产,放、取环术,子宫输卵管造影等。我国在进行宫腔的计划生育手术前,需常规检查阴道清洁度、滴虫、真菌等,发现有阴道炎症者先给予治疗,有助于预防术后盆腔炎性疾病的发生。

性乱史是导致盆腔炎性疾病的重要因素。应加强对年轻妇女及其性伴侣的性传播疾病教育工作,包括延迟初次性交的时间,限制性伴侣的数量,避免与有性传播疾病者进行性接触,坚持使用屏障式的避孕工具,积极诊治无并发症的下生殖道感染等。

二、子宫内膜炎

子宫内膜炎是妇科常见的疾病,多与子宫体部的炎症并发,有急性子宫内膜炎及慢性子宫内膜炎两种。

(一)急性子宫内膜炎

1.概述

急性子宫内膜炎多发生于产后、剖宫产后、流产后以及宫腔内的手术后。一些妇女在月经期、身体抵抗力虚弱时性交,或医务人员在不适当的情况下(如宫腔或其他部位的脏器已有感染)进行刮宫术,宫颈糜烂的电熨术,输卵管通液或造影术等均可导致急性子宫内膜炎。感染的细菌最常见者为链球菌、葡萄球菌、大肠埃希菌、淋病奈瑟菌、衣原体及支原体、厌氧菌等,细菌可突破子宫颈的防御功能侵入子宫内膜发生急性炎症。

(1)病理表现:子宫内膜炎时子宫内膜充血、肿胀,有炎性渗出物,可混有血,也可为脓性渗出物;重症子宫内膜炎内膜坏死,呈灰绿色,分泌物可有恶臭。镜下见子宫内膜有大量多核白细胞浸润,细胞间隙内充满液体,毛细血管扩张,严重者细胞间隙内可见大量细菌,内膜坏死脱落形成溃疡。如果宫颈开放,引流通畅,宫腔分泌物清除可自愈;但也有炎症向深部侵入导致子宫肌炎、输卵管炎;如宫颈肿胀,引流不畅则形成子宫腔积脓。

(2)临床表现:急性子宫内膜炎患者可见白带增多,下腹痛,白带呈水样、黄白色、脓性,或混有血,如系厌氧菌感染,则分泌物带有恶臭。下腹痛可向双侧大腿放射,疼痛程度根据病情而异。发生在产后、剖宫产后或流产后者则有恶露长时间不净,如炎症未治疗,可扩散至子宫肌层及输卵管、卵巢、盆腔结缔组织,症状可加重,高热可达 39～40 ℃,下腹痛加剧,白带增多。体检子宫可增大,有压痛,全身体质衰弱。

2.诊断要点

主要根据病史和临床表现来诊断。

3.治疗方案

(1)全身治疗:本病全身治疗较重要,需卧床休息,给以高蛋白流质或半流质,在避免感冒情况下,开窗通风,体位以头高脚低位为宜,以利于宫腔分泌物引流。

(2)抗生素治疗:在药物敏感试验无结果前给以广谱抗生素,如青霉素,氨基糖苷类抗生素如庆大霉素、卡那霉素等对需氧菌有效,而甲硝唑对厌氧菌有效。细菌培养药物敏感试验结果得出后,可更换敏感药物。①庆大霉素:80 mg 肌内注射,每 8 小时 1 次。②头孢菌素:可用第三代产品,对革兰阳性、阴性菌、球菌及杆菌均有效,急救情况下,可将此药 1 g 溶于 0.9% 盐水 100 mL 中同时加入地塞米松 5～10 mg,静脉点滴,每天 1～2 次,经 3 天治疗后体温下降病情好转时,可改服头孢唑林钠 0.25 g 每天 4 次,皮质激素也应逐渐减量至急性症状消失。如对青霉素过敏,可换用林可霉素 300～600 mg,静脉滴注,每天 3 次,体温平稳后,可改口服用药,每天 1.5～2 g,分 4 次给药,持续 1 周,病情稳定后停药。③诺氟沙星片:对变形杆菌、铜绿假单胞菌具有强大的抗菌作用,可抑制细菌 DNA 合成,服药后可广泛分布于全身,对急性子宫内膜炎有良好的治疗作用。每次 0.2 g,每天 3 次,连服 10～14 天,或氧氟沙星 200 mg 静脉滴注,每天 2～3 次,对喹诺酮类药物过敏者最好不用。④有条件者可对急性子宫内膜炎患者进行住院治疗,以解除症状及保持输卵管的功能。可选择抗生素方案:头孢西丁 2 g 静脉注射,每 6 小时 1 次,或头孢替坦 2 g 静脉注射,每 12 小时 1 次,加强力霉素 100 mg 每 12 小时 1 次口服或静脉注射,共 4 天,症状改善后 48 小时,继续使用多西环素 100 mg,每天 2 次,共 10～14 天。此方案对淋病奈瑟菌及衣原体感染均有效。克林霉素 900 mg 静脉注射,每 8 小时 1 次,庆大霉素 2 mg/kg 静脉或肌内注射,此后约 1.5 mg/kg,每 8 小时 1 次,共 4 天,用药 48 小时后,如症状改善,继续用多西环素 100 mg,每天 2 次口服,共给药 10～14 天,此方案对厌氧菌及兼性革兰阴性菌有效。使用上述方案治疗后,体温下降或症状消失 4 小时后患者可出院,继续服用多西环素 100 mg,每 12 小时 1 次,共 10～14 天,对淋病奈瑟菌及衣原体感染均有效。

(3)手术治疗:一般急性子宫内膜炎不作手术治疗,以免引起炎症扩散,但如宫腔内有残留物、宫颈引流不畅,宫腔内积留分泌物,或老年妇女宫腔积脓时,需在给大量抗生素、病情稳定后清除宫腔残留物及取出宫内避孕器,或扩张宫颈使宫腔分泌物引流通畅,尽量不做刮宫。

(二)慢性子宫内膜炎

1.概述

慢性子宫内膜炎常因宫腔内分泌物通过子宫口流出体外,症状不甚明显,仅有少部分患者因防御机制受损,或病原体作用时间过长,对急性炎症治疗不彻底而形成。其病因如下。

(1)分娩、产后、剖宫产术后:有少量胎膜或胎盘残留于子宫腔,子宫复旧不全,引起慢性子宫内膜炎。

(2)宫内避孕器:宫内避孕器的刺激常可引起慢性子宫内膜炎。

(3)更年期或绝经期:体内雌激素水平降低,子宫内膜薄,易受细菌感染,发生慢性子宫内膜炎。

(4)宫腔内有黏膜下肌瘤、息肉、子宫内膜腺癌:子宫内膜易受细菌感染发生炎症。

(5)子宫内膜下基底层炎症:常可感染子宫内膜功能层而发生炎症。

(6)老年性子宫内膜炎:常可与老年性阴道炎同时发生。

(7)细菌性阴道病:病原体上行感染至子宫内膜所致。

2.病理表现

其内膜间质常见有大量浆细胞及淋巴细胞,内膜充血、肿胀,有时尚可见到肉芽组织及纤维性变。

3.临床表现

慢性子宫内膜炎患者常诉有不规则阴道流血或月经不规则,有时有轻度下腹痛及白带增多。妇科检查子宫可增大,有触痛。少数子宫内膜炎可导致不孕。

4.诊断要点

主要依据患者病史和临床表现来诊断。

5.治疗方案

慢性子宫内膜炎在治疗上应去除原因,如在产后、剖宫产后、人工流产后疑有胎膜、胎盘残留者,如无急性出血,可给抗生素3～5天后做刮宫术;如因宫内避孕器而致病者,可取出宫内避孕器;如有黏膜下息肉、肌瘤或内膜腺癌者,可做相应的处理;如合并有输卵管炎、卵巢炎等则应做相应的处理;同时存在细菌性阴道病者,抗生素中应加用抗厌氧菌药物。

三、附件炎、盆腔腹膜炎

(一)概述

附件炎和盆腔腹膜炎,目前本病仍为多发病,国外以淋病奈瑟菌及沙眼衣原体感染最多,占60%～80%,其他为厌氧菌及需氧菌多种微生物的混合感染;国内以后者感染为主,但由性传播疾病引起者亦有增加趋势。主要原因有以下几种。

1.产后、剖宫产后及流产后感染

内在及外来的细菌上行通过剥离面或残留的胎盘、胎膜、子宫切口等至肌层、输卵管、卵巢及盆腔腹膜发生炎症,也可经破损的黏膜、胎盘剥离面通过淋巴、血行播散到盆腔。通过对上生殖道细菌培养的研究,明确证明盆腔炎性疾病是多重微生物感染,包括阴道的需氧菌、厌氧菌、阴道加德纳菌、流感嗜血杆菌等,其中厌氧菌占70%～80%。厌氧菌中以各类杆菌及脆弱类杆菌最常见。

2.月经期性交

月经期宫颈口开放,子宫内膜剥脱面有扩张的血窦及凝血块,均为细菌的上行及滋生提供了良好的环境。如在月经期性交或使用不洁的月经垫,可使细菌侵入发生炎症。

3.妇科手术操作

任何通过宫颈黏液屏障的手术操作导致的盆腔感染都称医源性盆腔炎性疾病,如放置宫内避孕器、人工流产、输卵管通液、造影等。其他妇科手术如宫颈糜烂电熨术、腹腔镜绝育术、人工流产子宫穿孔、盆腔手术误伤肠管等均可导致急性炎症。

4.邻近器官炎症的蔓延

邻近器官的炎症最常见者为急性阑尾炎、憩室炎、腹膜炎等。

5.盆腔炎性疾病

再次急性发作盆腔炎性疾病所造成的盆腔粘连、输卵管积水、扭曲等后遗症,易造成盆腔炎性疾病的再次急性发作,尤其是在患者免疫力低下、有不洁性交史等情况下。

6.全身性疾病

如败血症、菌血症等,细菌也可波及输卵管及卵巢发生急性盆腔炎性疾病。

7.淋病奈瑟菌及沙眼衣原体

多为上行性急性感染,病原体多来自尿道炎、前庭大腺炎、宫颈炎等。

(二)病理表现

1.附件炎

当多重微生物造成产后、剖宫产后、流产后的急性输卵管炎、卵巢炎、输卵管卵巢脓肿时,病变可通过子宫颈的淋巴播散至子宫颈旁的结缔组织,首先侵及输卵管浆膜层再达肌层,输卵管内膜受侵较轻,或可不受累。病变是以输卵管间质炎为主,由于输卵管管壁增粗,可压迫管腔变窄,轻者管壁充血、肿胀,重者输卵管肿胀明显,且弯曲,并有纤维素性渗出物,引起周围组织粘连。炎症如经子宫内膜向上蔓延,首先引起输卵管内膜炎,使输卵管内膜肿胀、间质充血、肿胀及大量中性多核白细胞浸润,重者输卵管内膜上皮可有退行性变或成片脱落,引起输卵管管腔粘连闭塞或伞端闭锁,如有渗出物或脓液积聚,可形成输卵管积脓,与卵巢粘连形成炎性包块。卵巢表面有一层白膜包被,很少单独发炎,卵巢多与输卵管伞端粘连,发生卵巢周围炎,进一步形成卵巢脓肿,如脓肿壁与输卵管粘连贯通则形成输卵管卵巢脓肿。脓肿可发生于初次感染之后,但往往是在反复发作之后形成。脓肿多位于子宫后方、阔韧带后叶及肠管间,可向阴道、直肠间贯通,也可破入腹腔,发生急性弥漫性腹膜炎。

2.盆腔腹膜炎

病变腹膜充血、肿胀,伴有含纤维素的渗出液,可形成盆腔脏器粘连,渗出物聚集在粘连的间隙内,形成多个小脓肿,或聚集在子宫直肠窝形成盆腔脓肿,脓肿破入直肠,症状可减轻;如破入腹腔则可引起弥漫性腹膜炎,使病情加重。

(三)临床表现

视病情及病变范围大小,表现的症状不同。轻者可以症状轻微或无症状。重者可有发热及下腹痛,发热前可先有寒战、头痛,体温可高达 $39\sim40\ ℃$,下腹痛多为双侧下腹部剧痛或病变部剧痛,可与发热同时发生。如疼痛发生在月经期则可有月经的变化,如经量增多、月经期延长;在非月经期发作则可有不规则阴道出血,白带增多,性交痛等。由于炎症的刺激,少数患者也可有膀胱及直肠刺激症状如尿频、尿急、腹胀、腹泻等。体格检查患者呈急性病容,脉速,唇干。妇科检查见阴道充血,宫颈充血有分泌物,呈黄白色或黏液脓性,有时带恶臭,阴道穹隆有触痛,宫颈有举痛,子宫增大,压痛,活动受限,双侧附件有增厚,或触及包块,压痛明显。下腹部剧痛常拒按,或一侧压痛,摆动宫颈时更明显,炎症波及腹膜时呈现腹膜刺激症状。如已发展为盆腔腹膜炎,则整个下腹部有压痛及反跳痛。

(四)诊断要点

重症及典型的盆腔炎性疾病病例根据病史、临床及实验室检查所见,诊断不难,但此部分患者只占盆腔炎性疾病的 4% 左右。临床上绝大多数盆腔炎性疾病为轻到中度及亚临床感染者。这部分患者可无明确病史,临床症状轻微,或仅表现有下腹部轻微疼痛,白带稍多,给临床诊断带来困难。有研究显示因感染造成的输卵管性不孕患者中,30%～75% 无盆腔炎性疾病病史,急性盆腔炎性疾病有发热者仅占 30%,有下腹痛、白带多、宫颈举痛者仅占 20%。有鉴于此,美国疾病控制与预防中心提出了新的盆腔炎性疾病诊断标准:①至少必须具备下列 3 项主要标准:下腹痛、宫颈举痛、附件区压痛。②此外,下列标准中具备一项或一项以上时,增加诊断的特异性:体温＞38 ℃、异常的宫颈或阴道排液、沙眼衣原体或淋病双球菌的实验室证据、血沉加快或 C 反应蛋白升高。③对一些有选择的病例必须有下列的确定标准:阴道超声或其他影像诊断技术的阳性发现如输卵管增粗、伴或不伴管腔积液、输卵管卵巢脓肿或腹腔游离液体、子宫内膜活检阳性、腹腔镜下有与盆腔炎性疾病一致的阳性所见。

盆腔炎性疾病中有 10%～20% 伴有肝周围炎或局部腹膜炎,多在腹腔镜检查时发现,被认为是感染性腹腔液体直接或经淋巴引流到膈下区域造成,以沙眼衣原体引起者最多见,偶见有淋病奈瑟菌及厌氧菌引起者。腹腔镜下见肝周充血,炎性渗出以及肝膈面与上腹、横膈形成束状、膜状粘连带。此种肝周炎很少侵犯肝实质,肝功能多正常。

1.阴道分泌物涂片检查

此方法简便、经济、实用。阴道分泌物涂片检查中每个阴道上皮细胞中多于 1 个以上的多形核白细胞就会出现白带增多,每高倍视野有 3 个以上白细胞诊断盆腔炎性疾病的敏感性达 87%,其敏感性高于血沉、C 反应蛋白以及经过内膜活检或腹腔镜证实的有症状的盆腔炎性疾病所呈现出来的外周血的白细胞计数值。

2.子宫内膜活检

可得到子宫内膜炎的组织病理学诊断,被认为是一种比腹腔镜创伤小而又能证实盆腔炎性疾病的方法,因子宫内膜炎常合并有急性输卵管炎。子宫内膜活检与腹腔镜检查在诊断盆腔炎性疾病上有90%的相关性。子宫内膜活检的诊断敏感性达92%,特异性为87%,并可同时取材做细菌培养,但有被阴道细菌污染的机会。

3.超声等影像学检查

在各类影像学检查方法中,B超是最简便、实用和经济的方法,且与腹腔镜检查有很好的相关性。在急性、严重的盆腔炎性疾病时,经阴道超声可见输卵管增粗、管腔积液或盆腔有游离液体。B超还可用于监测临床病情的发展,出现盆腔脓肿时,B超可显示附件区肿块,伴不均匀回声。CT、MRI有时也可显示出较清晰的盆腔器官影像,但由于其价值昂贵而不能普遍用于临床。对于早期、轻度的盆腔炎性疾病,B超敏感性差。

4.腹腔镜检查

目前被认为是诊断盆腔炎性疾病的金标准,因可在直视下观察盆腔器官的病变情况,并可同时取材行细菌鉴定及培养而无阴道污染之虑。腹腔镜下诊断盆腔炎性疾病的最低标准为输卵管表面可见充血、输卵管壁肿胀及输卵管表面与伞端有渗出物,也可显示肝包膜渗出、粘连。

5.其他实验室检查

其他实验室检查包括白细胞计数增多、血沉增快、C反应蛋白升高、血清CA125升高等,虽对临床诊断有所帮助,但均缺乏敏感性与特异性。

(五)治疗方案

盆腔炎性疾病治疗目的是缓解症状、消除当前感染及降低远期后遗症的危险。

1.全身治疗

重症者应卧床休息,给予高蛋白流质或半流质,体位以头高脚低位为宜,以利于宫腔内及宫颈分泌物排出体外,盆腔内的渗出物聚集在子宫直肠窝内而使炎症局限。补充液体,纠正电解质紊乱及酸碱平衡,高热时给以物理降温,并应适当给予止痛药,避免无保护性交。

2.抗生素治疗

近年来由于新的抗生素不断问世,细菌培养技术的提高以及药物敏感试验的配合,使临床上得以合理使用抗生素,对急性炎症可达到微生物学的治愈(治愈率为84%~98%),一般在药物敏感试验做出以前,先使用需氧菌、厌氧菌以及淋病奈瑟菌、沙眼衣原体兼顾的广谱抗生素,待药敏试验做出后再更换,一般是根据病因以及发病后已用过何种抗生素作为参考来选择用药。急性附件炎、盆腔腹膜炎常用的抗生素如下。

(1)青霉素或红霉素与氨基糖苷类药物及甲硝唑联合:青霉素G每天240万~1 000万单位,静脉滴注,病情好转后改为每天120万~240万单位,每4~6小时1次,分次给药或连续静脉滴注。红霉素每天0.9~1.25 g静脉滴注,链霉素0.75 g肌内注射,每天1次。庆大霉素每天16万~32万单位,分2~3次静脉滴注或肌内注射,一般疗程<10天。甲硝唑500 mg静脉滴注,每8小时1次,病情好转后改口服400 mg,每8小时1次。

(2)第1代头孢菌素与甲硝唑合用:对第1代头孢菌素敏感的细菌有β溶血性链球菌、葡萄球菌、大肠埃希菌等。头孢噻吩每天2 g,分4次肌内注射;头孢唑林钠每次0.5~1 g,每天2~4次,静脉滴注;头孢拉定,静脉滴注每天量为100~150 mg/kg,分次给予,口服每天2~4 g,分4次空腹服用。

(3)克林霉素与氨基糖苷类药物联合:克林霉素每次600 mg,每6小时1次,静脉滴注,体温降至正常后24~48小时改口服,每次300 mg,每6小时1次。克林霉素对多数革兰阳性和厌氧菌(如类杆菌、消化链球菌等)及沙眼衣原体有效。与氨基糖苷类药物合用有良好的效果。但此类药物与红霉素有拮抗作用,不可与其联合。

(4)林可霉素:其作用与克林霉素相同,用量每次300~600 mg,每天3次,肌内注射或静脉滴注。

(5)第2代头孢菌素:对革兰阴性菌的作用较为优越,抗酶性能强,抗菌谱广。临床用于革兰阴性菌。如头孢呋辛,每次0.75~0.5 g,每天3次肌内注射或静脉滴注;头孢孟多轻度感染每次0.5~1 g,每天4次静脉滴注,较重的感染每天6次,每次1 g;头孢西丁对革兰阳性及阴性需氧菌与厌氧菌包括脆弱类杆菌均有效,每次1~2 g,每6~8小时1次静脉注射或静脉滴注,可单独使用。

(6)第3代头孢菌素:对革兰阴性菌的作用较第2代头孢菌素更强,抗菌谱广,耐酶性能强,对第1、2代头孢菌素耐药的一些革兰阴性菌株常可有效。头孢噻肟对革兰阴性菌有较强的抗菌效能,但对脆弱杆菌较不敏感。一般感染每天2 g,分2次肌内注射或静脉注射,中度或重度感染每天3~6 g,分3次肌内注射或静脉注射。头孢曲松钠1~2 g,每天2次静脉注射。

(7)哌拉西林:对多数需氧菌及厌氧菌均有效,每天 4~12 g,分 3~4 次静脉注射或静脉滴注,严重感染每天可用 16~24 g。

(8)喹诺酮类药物:如诺氟沙星、氧氟沙星、环丙沙星等,其抗菌谱广,对革兰阳性、阴性菌均有抗菌作用,且具有较好的组织渗透性,口服量每天 0.2~0.6 g,分 2~3 次服用。其中氟罗沙星由于其半衰期长,每天 1 次服 0.2~0.4 g 即可。

3.中药治疗

主要为活血化瘀、清热解毒,如用银翘解毒汤、清营汤、安宫牛黄丸、紫雪丹等。

4.手术治疗

(1)经药物治疗 48~72 小时,体温持续不降,肿块增大,出现肠梗阻、脓肿破裂或中毒症状时,应及时行手术处理。年轻妇女要考虑保留卵巢功能,对体质衰弱的患者,手术范围需根据具体情况决定。如为盆腔脓肿,可在 B 超、CT 等影像检查引导下经腹部或阴道切开排脓,也可在腹腔镜下行盆腔脓肿切开引流,同时注入抗生素。

(2)输卵管脓肿、卵巢脓肿,经保守治疗病情好转,肿物局限,也可行手术切除肿物。

(3)脓肿破裂,患者出现腹部剧痛,伴高热、寒战、恶心、呕吐,腹胀、拒按等情况时应立即剖腹探查。

四、盆腔结缔组织炎

(一)急性盆腔结缔组织炎

1.概述

盆腔结缔组织是腹膜外的组织,位于盆腔腹膜的后方,子宫两侧及膀胱前间隙处,这些部位的结缔组织间并无明显的界限。急性盆腔结缔组织炎是指盆腔结缔组织初发的炎症,不是继发于输卵管、卵巢的炎症,是初发于子宫旁的结缔组织,然后再扩展至其他部位。

本病多由于分娩或剖宫产时宫颈或阴道上端的撕裂,困难的宫颈扩张术时宫颈裂伤,经阴道的子宫全切除术时阴道残端周围的血肿以及人工流产术中误伤子宫及宫颈侧壁等情况时细菌侵入发生感染。

本病的常见病原体多为链球菌、葡萄球菌、大肠埃希菌、厌氧菌、淋病奈瑟菌、衣原体、支原体等。

2.病理表现

发生急性盆腔结缔组织炎后,局部组织出现肿胀、充血,并有多量白细胞及浆细胞浸润。炎症初起时多位于生殖器官受到损伤的部位,如自子宫颈部的损伤浸润至子宫颈一侧盆腔结缔组织,逐渐可蔓延至盆腔对侧的结缔组织及盆腔的前半部分。病变部分易化脓,形成大小不等的脓肿,如未能及时控制,炎症可通过淋巴向输卵管、卵巢或髂窝处扩散,由于盆腔结缔组织与盆腔内血管接近,可引起盆腔血栓性静脉炎。如阔韧带内已形成脓肿未及时切开引流,脓肿可向阴道、膀胱、直肠破溃,高位的脓肿也可向腹腔破溃引起弥漫性腹膜炎,脓毒血症使病情急剧恶化,但引流通畅后,炎症可逐渐消失。如排脓不畅,也可引起发生长期不愈的窦道。

3.临床表现

炎症初期患者可有高热,下腹痛,体温可达 39～40 ℃,下腹痛多与急性输卵管卵巢炎相似。如病史中在发病前曾有全子宫切除术、剖宫产术时有单侧壁或双侧壁损伤,诊断更易。如已形成脓肿,除发热、下腹痛外,常见有直肠、膀胱压迫症状如便意频数、排便痛、恶心、呕吐、尿频、尿痛等症状。

妇科检查在发病初期,子宫一侧或双侧有明显的压痛与边界不明显的增厚感,增厚可达盆壁,子宫略大,活动差,压痛,一侧阴道或双侧阴道穹隆可触及包块,包块上界常与子宫底平行,触痛明显。如已形成脓肿则因脓液向下流入子宫后方,阴道后穹隆常可触及较软的包块,且触痛明显。

4.诊断要点

根据病史、临床症状及妇科检查所见诊断不难,但需作好鉴别诊断。

(1)输卵管妊娠破裂:有停经史、下腹痛突然发生,面色苍白,急性病容,腹部有腹膜刺激症状,阴道出血少量、尿 HCG(＋)、后穹隆穿刺为血液。

(2)卵巢囊肿蒂扭转:有突发的一侧性下腹痛,有或无肿瘤史,有单侧腹膜刺激症状,触痛明显,妇科检查子宫一侧触及肿物及触痛,无停经史。

(3)急性阑尾炎:疼痛缓慢发生,麦氏点有触痛,妇科检查无阳性所见。

5.治疗方案

治疗方案与急性输卵管卵巢炎同。

(1)抗生素治疗:可用广谱抗生素如青霉素、头孢菌素、氨基糖苷类抗生素、林可霉素、克林霉素、多西环素及甲硝唑等。待细菌药物敏感试验出结果后,改用敏感的抗生素。

(2)手术治疗:急性盆腔结缔组织炎,轻症者一般不作手术治疗,以免炎症扩散或出血,但有些情况需手术处理。①宫腔内残留组织伴阴道出血:首先应积极抗感染,如无效或出血较多时,在用药物控制感染的同时,用卵圆钳清除宫腔内容物,而避免做刮宫术。②子宫穿孔:如无肠管损伤及内出血,可不必剖腹修补。③宫腔积脓:应扩张宫口使脓液引流通畅。④已形成脓肿者:根据脓肿的部位采取切开排脓手术,如系接近腹股沟韧带的脓肿,应等待脓肿扩大后再作切开;如脓肿位于阴道一侧则应自阴道作切开,尽量靠近中线,以免损伤输尿管或子宫动脉。

(二)慢性盆腔结缔组织炎

1.概述

慢性盆腔结缔组织炎多由于急性盆腔结缔组织炎治疗不彻底,或患者体质较差,炎症迁延而成慢性。由于宫颈的淋巴管直接与盆腔结缔组织相通,故也可因慢性宫颈炎发展至盆腔结缔组织炎。

2.病理表现

本病的病理变化多为盆腔结缔组织由充血,肿胀,转为纤维组织,增厚、变硬的瘢痕组织,与盆壁相连,子宫被固定而不能活动,或活动受限,子宫常偏于患侧的盆腔结缔组织。

3.临床表现

轻度慢性盆腔结缔组织炎,一般多无症状,偶尔于身体劳累时有腰痛,下腹坠痛,重度者可有较严重的下腹坠痛,腰酸痛及性交痛。妇科检查,子宫多呈后倾后屈位,三合诊时触及宫骶韧带增粗呈索条状,有触痛,双侧宫旁组织肥厚,有触痛,如为一侧性者可触及子宫变位,屈向于患侧,如已形成冰冻骨盆,则子宫的活动完全受到限制。

4.诊断要点

根据有急性盆腔结缔组织炎史、临床症状与妇科检查,诊断不难,但需与子宫内膜异位症、结核性盆腔炎、卵巢癌以及陈旧性异位妊娠等鉴别。

(1)子宫内膜异位症:多有痛经史,且进行性加重。妇科检查可能触及子宫骶韧带处有触痛结节,或子宫两侧有包块,B超及腹腔镜检查有助于诊断。

(2)结核性盆腔炎:多有其他脏器结核史,腹痛常为持续性,腹胀,偶有腹部包块,有时有闭经史,可同时伴子宫内膜结核,X线检查下腹部可见钙化灶,包块位置较慢性盆腔结缔组织炎高。

(3)卵巢癌:包块多为实质性,较硬,表面不规则,常有腹水,患者一般情况差,晚期患者有下腹痛,诊断时有困难,B超、腹腔镜检查、肿瘤标志物及病理活组织检查有助于诊断。

(4)陈旧性异位妊娠:多有闭经史及阴道出血,下腹痛偏于患侧,妇科检查子宫旁有境界不清的包块,触痛,B超及腹腔镜检查有助于诊断。

5.治疗方案

需积极治疗慢性宫颈炎及急性盆腔结缔组织炎。慢性宫颈炎的治疗包括物理治疗如超短波、激光、微波,中波直流电离子透入紫外线等。对慢性盆腔结缔组织炎可用物理治疗,以减轻疼痛。对急性盆腔结缔组织炎需积极彻底治疗,不使病原体潜伏于体内。应用抗生素治疗可取得一定的疗效,与物理治疗合用效果较好。慢性盆腔结缔组织炎经治疗后症状可减轻,但易复发,如月经期后、性交后以及过度体力劳动后。

五、女性生殖器结核

(一)概述

由人型结核杆菌侵入机体后在女性生殖器引起的炎症性疾病称为女性生殖器结核,常继发于肺、肠、肠系膜淋巴结、腹膜等器官的结核,也有少数患者继发于骨、关节结核,多数患者在发现生殖器结核时原发病灶已愈。结核杆菌首先侵犯输卵管,然后下行传播至子宫内膜和卵巢,很少侵犯子宫颈,阴道及外阴结核更属罕见。由于本病病程缓慢,症状不典型,易被忽视。

(二)传播途径

生殖器结核是全身结核的一种表现,一般认为是继发性感染,主要来源于肺或腹膜结核。传播途径可有以下几种。

1.血行传播

最为多见。结核分枝杆菌一般首先感染肺部,短时间即进入血液循环,传播至体内其他器官,包括生殖器官。有研究发现,肺部原发感染发生在月经初期时结核菌通过血行播散可被单核-吞噬细胞系统清除,但在输卵管内可形成隐性传播灶,处于静止状态可达1~10年,直至机体免疫功能低下时细菌重新激活发生感染。青春期时生殖器官发育,血供较为丰富,结核分枝杆菌易借血行传播。

2.淋巴传播

较少见。多为逆行传播,如肠结核通过淋巴管逆行传播至生殖器官。

3.直接蔓延

结核性腹膜炎和肠系膜淋巴结核可直接蔓延到输卵管。腹膜结核与输卵管结核常并存,平均占生殖器结核的50%,两处结核病灶可通过直接接触相互传染。

4.原发性感染

极为少见。一般多为男性附睾结核的结核菌通过性交传染给女性。

(三)病理表现

女性生殖器结核绝大多数首先感染输卵管,其次为子宫内膜、卵巢、宫颈、阴道及外阴。

1.输卵管结核

占90%～100%。多为双侧性。典型病变输卵管黏膜皱襞可有广泛的肉芽肿反应及干酪样坏死,镜下可见结核结节。由于感染途径不同,结核性输卵管炎初期大致有3种类型。

(1)结核性输卵管周围炎:输卵管浆膜面充血、肿胀,见散在黄白色粟米状小结节,可与周围器官广泛粘连,常为盆腔腹膜炎或弥漫性腹膜炎的一部分。可能出现少量腹水。

(2)结核性输卵管间质炎:由血行播散而来。输卵管黏膜下层或肌层最先出现散在小结节,后波及黏膜和浆膜。

(3)结核性输卵管内膜炎:多由血行播散所致,继发于结核性腹膜炎者较少见,结核分枝杆菌可由输卵管伞端侵入。输卵管黏膜首先受累,发生溃疡和干酪样坏死,病变以输卵管远端为主,伞端黏膜肿胀,黏膜皱襞相互粘连,伞端可外翻呈烟斗状,但并不一定闭锁。

输卵管结核随病情发展可有两种类型:①增生粘连型。较多见,此型病程进展缓慢,临床表现多不明显。输卵管增粗僵直,伞端肿大开放呈烟斗状,但管腔可发生狭窄或阻塞。切面可在黏膜及肌壁找到干酪样结节,慢性病例可见钙化灶。当病变扩展到浆膜层或整个输卵管被破坏后,可有干酪样物质渗出,随后肉芽组织侵入,使输卵管与邻近器官如卵巢、肠管、肠系膜、膀胱和直肠等广泛紧密粘连,形成难以分离的实性肿块,如有积液则形成包裹性积液。②渗出型:此型病程急性或亚急性。渗出液呈草黄色,澄清,为浆液性,偶可见血性液体,量多少不等。输卵管管壁有干酪样坏死,黏膜有粘连,管腔内有干酪样物质潴留而形成输卵管积脓。与周围器官可无粘连而活动,易误诊为卵巢囊肿。较大的输卵管积脓可波及卵巢而形成结核型输卵管卵巢脓肿。

2.子宫内膜结核

占50%～60%。多由输卵管结核扩散而来。由于子宫内膜有周期性脱落而使内膜结核病灶随之排出,病变多局限于子宫内膜,早期呈散在粟粒样结节,极少数严重者病变侵入肌层。宫体大小正常或略小,外观无异常。刮取的子宫内膜镜下可见结核结节,严重者出现干酪样坏死。典型的结核结节中央为1～2个巨细胞,细胞呈马蹄状排列,周围有类上皮细胞环绕,外侧有大量淋巴细胞和浆细胞浸润。子宫内膜结核结节的特点是结核结节周围的腺体对卵巢激素反应不敏感,表现为持续性增生或分泌不足。严重的内膜结核可出现干酪样坏死而呈表浅的溃疡,致使内膜大部分或全部被破坏,以后还可形成瘢痕,内膜的功能全部丧失而发生闭经。子宫内膜为干酪样组织或形成溃疡时可形成宫腔积脓;全部为干酪样肉芽肿样组织时可出现恶臭的浆液性白带,需排除子宫内膜癌。

3.卵巢结核

占20%～30%。病变多由输卵管结核蔓延而来,多为双侧性,卵巢表面可见结核结节或干酪样坏死或肉芽肿。卵巢虽与输卵管相邻较近,但因有白膜包裹而较少受累,常仅有卵巢周围炎。若由血行传播引起的感染,可在卵巢深层间质中形成结节,或发生干酪样坏死性脓肿。

4.子宫颈结核

占5%～15%。常由子宫内膜结核下行蔓延形成,或经血行淋巴播散而来。肉眼观病变呈乳头状增生或溃疡型而不易与宫颈癌鉴别,确诊需经病理组织学检查。宫颈结核一般有四种类型:溃疡型、乳头型、间质型和子宫颈黏膜型。

5.外阴、阴道结核

占1%。多自子宫和子宫颈向下蔓延而来或血行传播。病灶表现为外阴和阴道局部单个或数个表浅溃疡,久治不愈可形成窦道。

(四)临床表现

1.病史

病史对本病的诊断极为重要。需详细询问家族结核史、本人结核接触史及本人生殖器以外脏器结核史,生殖器结核患者中约有1/5的患者有结核家族史。

2.症状

患者的临床症状多为非特异性的。不少患者无不适主诉,而有的则症状严重。

(1)月经失调:为女性生殖器结核较常见的症状,与病情有关。早期患者因子宫内膜充血或形成溃疡而表现为月经量过多、经期延长或不规则阴道出血,易被误诊为功能失调性子宫出血。多数患者就诊时发病已久,此时子宫内膜已遭受不同程度的破坏,表现为月经量过少,甚至闭经。

(2)下腹坠痛:盆腔炎症和粘连,结核性输卵管卵巢脓肿等均可引起不同程度的下腹坠痛,经期尤甚。

(3)不孕:输卵管结核患者输卵管管腔可狭窄、阻塞,黏膜纤毛丧失或粘连,输卵管间质发生炎症者输卵管蠕动异常,输卵管失去正常功能而导致不孕。子宫内膜结核是引起不孕的另一主要原因。在原发性不孕患者中,生殖器结核常为主要原因之一。

(4)白带增多:多见于合并子宫颈结核者,尤其当合并子宫颈炎时,分泌物可呈脓性或脓血性,组织脆,有接触性出血,易误诊为癌性溃疡。

(5)全身症状:可有疲劳、消瘦、低热、盗汗、食欲下降或体重减轻等结核的一般症状。无自觉症状的患者临床亦不少见。有的患者可仅有低热,尤其在月经期比较明显,每次经期低热是生殖器结核的典型临床表现之一。生殖器结核常继发于肺、脑膜、肠和泌尿系统等脏器的结核,因而可有原发脏器结核的症状,如咯血、胸痛、血尿等。

3.体征

因病变部位、程度和范围不同而有较大差异。部分病例妇科检查子宫因粘连而活动受限,双侧输卵管增粗,变硬,如索条状。严重病例妇科检查可扪及盆腔包块,质硬,不规则,与周围组织广泛粘连,活动差,无明显触痛。包裹性积液患者可扪及囊性肿物,颇似卵巢囊肿。生殖器结核与腹膜结核并存患者腹部可有压痛,腹部触诊腹壁有揉面感,腹水积液征阳性。个别患者于子宫旁或子宫直肠窝处扪及小结节,易误诊为盆腔子宫内膜异位症或卵巢恶性肿瘤。生殖器结核患者常有子宫发育不良,子宫颈结核患者窥阴器检查时可见宫颈局部乳头状增生或小溃疡形成。

(五)诊断要点

症状、体征典型的患者诊断多无困难,多数因无明显症状和体征极易造成漏诊或误诊。有些患者仅因不孕行诊断性刮宫,经病理组织学检查才证实为子宫内膜结核。如有以下情况应首先考虑生殖器结核可能:①有家族性结核史,既往有结核接触史,或本人曾患肺结核、胸膜炎和肠结核者。②不孕伴月经过少或闭经,有下腹痛等症状,或盆腔有包块者。③未婚妇女,无性接触史,主诉低热、盗汗、下腹痛和月经失调,肛门指诊盆腔附件区增厚有包块者。④慢性盆腔炎久治不愈者。

由于本病患者常无典型临床表现,需依靠辅助诊断方法确诊。常用的辅助诊断方法有以下几种。

1.病理组织学检查

盆腔内见粟粒样结节或干酪样物质者一般必须做诊断性刮宫。对不孕及可疑患者也应取子宫内膜做病理组织学检查。诊刮应在月经来潮后 12 小时之内进行,因此时病变表现较为明显。刮宫时应注意刮取两侧子宫角内膜,因子宫内膜结核多来自输卵管,使病灶多首先出现在宫腔两侧角。刮出的组织应全部送病理检查,最好将标本做系统连续切片,以免漏诊。如在切片中找到典型的结核结节即可确诊。子宫内膜有炎性肉芽肿者应高度怀疑内膜结核。无结核性病变但有巨细胞体系存在也不能否认结核的存在。可疑患者需每隔 2~3 个月复查,如 3 次内膜检查均阴性者可认为无子宫内膜结核存在。因诊刮术有引起结核扩散的危险性,术前、术后应使用抗结核药物预防性治疗。其他如宫颈、阴道、外阴等病灶也须经病理组织学检查才能明确诊断。

2.结核杆菌培养、动物接种

取经血、刮取的子宫内膜、宫颈分泌物、宫腔分泌物、盆腔包块穿刺液或盆腔包裹性积液等作培养,到 2 个月时检查有无阳性结果。或将这些物质接种于豚鼠腹壁皮下,6~8 周后解剖检查,如在接种部位周围的淋巴结中找到结核杆菌即可确诊。如果结果为阳性,可进一步做药敏试验以指导临床治疗。经血培养(取月经第 1 天的经血 6~8 mL)可避免刮宫术引起的结核扩散,但阳性率较子宫内膜细菌学检查为低。一般主张同时进行组织学检查、细菌培养和动物接种,可提高阳性确诊率。本法有一定技术条件要求,而且需时较长,尚难推广使用。

3.X 线检查

(1)胸部 X 线摄片:必要时还可做胃肠系统和泌尿系统 X 线检查,以便发现其原发病灶。但许多患者在发现生殖器结核时其原发病灶往往已经愈合,而且不留痕迹,故 X 线片阴性并不能排除盆腔结核。

(2)腹部 X 线摄片:如显示孤立的钙化灶,提示曾有盆腔淋巴结结核。

(3)子宫输卵管碘油造影:子宫输卵管碘油造影对生殖器结核的诊断有一定的价值。其显影特征:①子宫腔形态各不相同,可有不同程度的狭窄或变形,无刮宫或流产病史者边缘亦可呈锯齿状。②输卵管管腔有多发性狭窄,呈典型的串珠状或细小僵直状。③造影剂进入子宫壁间质、宫旁淋巴管或血管时应考虑有子宫内膜结核。④输卵管壶腹部与峡部间有梗阻,并伴有碘油进入物卵管间质中的灌注缺损。⑤相当于输卵管、卵巢和盆腔淋巴结部位有多数散在粟粒状透亮斑点阴影,似钙化灶。子宫输卵管碘油造影有可能将结核菌或干酪样物质带入盆腹腔,甚至造成疾病扩散而危及生命,因此应严格掌握适应证。输卵管有积脓或其他疾病时不宜行造影术。造影前后应给予抗结核药物,以防病情加重。造影适宜时间在经净后 2～3 天内。

4.腹腔镜检查

腹腔镜检查在诊断妇女早期盆腔结核上较其他方法更有价值。对于宫内膜组织病理学和细菌学检查阴性的患者可行腹腔镜检查。镜下观察子宫和输卵管的浆膜面有无粟粒状结节,输卵管周围有无膜状粘连,以及输卵管卵巢有无肿块等,同时可取可疑病变组织做活检,并取后穹隆液体做结核菌培养等。

5.聚合酶链反应检测

经血或组织中结核分枝杆菌特异的荧光聚合酶链反应定量测定可对疾病作出迅速诊断,但判断结果时要考虑病程。

6.血清 CA125 值测定

晚期腹腔结核患者血清 CA125 水平明显升高。伴或不伴腹水的腹部肿块患者血清 CA125 值异常升高也应考虑结核的可能,腹腔镜检查结合组织活检可明确诊断,以避免不必要的剖腹手术。血清 CA125 值的检测还可用于监测抗结核治疗的疗效。

7.宫腔镜检查

宫腔镜检查可直接发现子宫内膜结核病灶,并可在直视下取活组织做病理检查。但有可能使结核扩散,且因结核破坏所致的宫腔严重粘连变形可妨碍观察效果,难以与外伤性宫腔粘连鉴别,故不宜作为首选。如必须借助宫腔镜诊断,镜检前应排除有无活动性结核,并应进行抗结核治疗。宫腔镜下可见子宫内膜因炎症反应而充血发红,病灶呈黄白色或灰黄色。轻度病变子宫内膜高低不平,表面可附着粟粒样白色小结节;重度病变子宫内膜为结核破坏,致宫腔粘连,形态不规则,腔内可充满杂乱、质脆的息肉状突起,瘢痕组织质硬,甚至形成石样钙化灶,难以扩张和分离。

8.其他检查

如结核菌素试验、血常规、血沉和血中结核抗体检测等,但这些检查对病变部位无特异性,仅可作为诊断的参考。

(六)治疗方案

1.一般治疗

增强机体抵抗力及免疫力对治疗有一定的帮助。活动性结核患者,应卧床休息,至少休息 3 个月。当病情得到控制后,可从事部分较轻工作,但需注意劳逸结合,加强营养,适当参加体育活动,增强体质。

2.抗结核药物治疗

(1)常用的抗结核药物:理想的抗结核药物具有杀菌、灭菌或较强的抑菌作用,毒性低,不良反应小,不易产生耐药菌株,价格低廉,使用方便,药源充足;经口服或注射后药物能在血液中达到有效浓度,并能渗入吞噬细胞、腹膜腔或脑脊液内,疗效迅速而持久。

目前常用的抗结核药物分为 4 类:①对细胞内、外菌体效力相仿者,如利福平、异烟肼、乙硫异烟胺和环丝氨酸等。②细胞外作用占优势者,如链霉素、卡那霉素、卷曲霉素和紫霉素等。③细胞内作用占优势者,如吡嗪酰胺。④抑菌药物,如对氨基水杨酸钠、乙胺丁醇和氨硫脲等。

链霉素、异烟肼和对氨基水杨酸钠称为第一线药物;其他各药称为第二线药物。临床上一般首先选用第一线药物,在第一线药物产生耐药菌株或因毒性反应患者不能耐受时则可换用 1~2 种第二线药物。

常用的抗结核药物如下:①异烟肼具有杀菌力强、可以口服、不良反应小、价格低廉等优点。结核分枝杆菌对本药的敏感性很易消失,故多与其他抗结核药物联合使用。其作用机制主要是抑制结核菌脱氧核糖核酸(DNA)的合成,并阻碍细菌细胞壁的合成。口服后吸收快,渗入组织杀灭细胞内外代谢活跃或静止的结核菌,局部病灶药物浓度亦相当高。剂量:成人口服 1 次 0.1~0.3 g,1 天 0.2~0.6 g;静脉用药 1 次0.3~0.6 g,加 5% 葡萄糖注射液或等渗氯化钠注射液 20~40 mL 缓慢静脉注射;局部(子宫腔内、子宫直肠窝或炎性包块内)用药 1 次 50~200 mg;也可 1 天 1 次 0.3 g 顿服或 1 周 2 次,1 次 0.6~0.8 g 口服,以提高疗效并减少不良反应。本药常规剂量很少发生不良反应,大剂量或长期使用时可见周围神经炎、中枢神经系统中毒(兴奋或抑制)、肝脏损害(血清丙氨酸氨基转移酶升高)等。异烟肼急性中毒时可用大剂量维生素 B_6 对抗。用药期间注意定期检查肝功能。肝功能不良、有精神病和癫痫史者慎用。本品可加强香豆素类抗凝药、某些抗癫痫药、降压药、抗胆碱药、三环类抗抑郁药等的作用,合用时需注意。抗酸药尤其是氢氧化铝可抑制本品吸收,不宜同时服用。②利福平是广谱抗生素。其杀灭结核菌的机制在于抑制菌体的 RNA 聚合酶,阻碍 mRNA 合成。对细胞内、外代谢旺盛及偶尔繁殖的结核菌均有作用,常与异烟肼联合应用。剂量:成人每天 1 次,空腹口服 0.45~0.6 g。本药不良反应轻微,除消化道不适、流感综合征外,偶有短暂性肝功能损害。与 INH、PAS 联合使用可加强肝毒性。用药期间检查肝功能,肝功能不良者慎用。长期服用本品可降低口服避孕药的作用而导致避孕失败。服药后尿、唾液、汗液等排泄物可呈橘红色。③链霉素为广谱氨基糖苷类抗生素,对结核分枝杆菌有杀菌作用。其作用机制在于干扰结核分枝杆菌的酶活性,阻碍蛋白合成。对细胞内的结核分枝杆菌作用较小。剂量:成人每天 0.75～1.0 g,1 次或分 2 次肌内注射,50 岁以上或肾功能减退者用 0.5～0.75 g。间歇疗法每周 2 次,每次肌内注射 1 g。本药毒副作用较大,主要为第 8 对脑神经损害,表现为眩晕、耳鸣、耳聋等,严重者应及时停药;对肾脏有轻度损害,可引起蛋白尿和管型尿,一般停药后可恢复,肾功能严重减损者不宜使用;其他变态反应有皮疹、剥脱性皮炎和药物热等,过敏性休克较少见。单独用药易产生耐药性。④吡嗪酰胺能杀灭吞噬细胞内酸性环境中的结核菌。剂量:35 mg/(kg·d),分 3～4 次口服。不良反应偶见高尿酸血症、关节痛、胃肠不适和肝损害等。⑤乙胺丁醇对结核分枝杆菌有抑菌作用,与其他抗结核药物联用时可延缓细菌对其他药物产生耐药性。剂量:0.25 克/次,1 天 0.5～0.75 g,也可开始 25 mg/(kg·d),分 2～3 次口服,8 周后减量为 15 mg/(kg·d),分 2 次给予;长期联合用药方案中,可 1 周 2 次,每次 50 mg/kg。不良反应甚少为其优点,偶有胃肠不适。剂量过大或长期服用时可引起球后神经炎、视力减退、视野缩小和中心盲点等,一旦停药多能缓慢恢复。与 RFP 合用有加强视力损害的可能。糖尿病患者须在血糖控制基础上方可使用,已发生糖尿病性眼底病变者慎用本品。⑥对氨基水杨酸钠为抑菌药物。其作用机制可能在结核分枝杆菌叶酸的合成过程中与对氨苯甲酸竞争,影响结核分枝杆菌的代谢。与链霉素、异烟肼或其他抗结核药联用可延缓对其他药物发生耐药性。剂量:成人每天 8～12 g,每次 2～3 g 口服;静脉用药每天 4～12 g(从小剂量开始),以等渗氯化钠或 5% 葡萄糖液溶解后避光静脉滴注,5 小时内滴完,1 个月后仍改为口服。不良反应有食欲减退、恶心、呕吐和腹泻等,饭后服用或与碳酸氢钠同服可减轻症状。忌与水杨酸类同服,以免胃肠道反应加重和导致胃溃疡。肝肾功能减退者慎用。能干扰 RFP 的吸收,两者同用时给药时间最好间隔 6～8 小时。

(2)用药方案:了解抗结核药物的作用机制并结合药物的不良反应是选择联合用药方案的重要依据。

长程标准方案:采用 SM、INH 和 PAS 三联治疗,疗程 1.5～2 年。治愈标准为病变吸收,处于稳定而不再复发。但因疗程长,部分患者由于症状消失而不再坚持正规用药导致治疗不彻底,常是诱发耐药变异菌株的原因。治疗方案为开始 2 个月每天用 SM、INH 和 PAS,以后 10 个月用 INH 和 PAS;或 2 个月用 SM、INH 和 PAS,3 个月每周用 SM 2 次,每天用 INH 和 PAS,7 个月用 INH 和 PAS。

短程方案:与长程标准方案对照,减少用药时间和药量同样可达到治愈效果。近年来倾向于短程方案,以达到疗效高、毒性低和价格低廉的目的。短程治疗要求:①必须含两种或两种以上杀菌剂。②INH 和 RFP 为基础,并贯穿疗程始末。③不加抑菌剂,但 EMB 例外,有 EMB 时疗程应为 9 个月。治疗方案有:前 2 个月每天口服 SM、INH、RFP 和 PZA,然后每天用 INH、RFP 和 EMB 4 个月;每天用 SM、INH、RFP 和 PZA 2 个月,然后 6 个月每周 3 次口服 INH、RFP和 EMB;每天给予 SM、INH 和 RFP 2 个月,然后每周 2 次给予 SM、INH 和RFP 2 个月,再每周 2 次给予 SM、INH5 个月,每天给予 SM、INH、RFP 和 PZA治疗 2 个月,以后 4～6 个月用氨硫脲(T)和 INH。

(3)抗结核药物用药原则:①早期用药。早期结核病灶中结核分枝杆菌代谢旺盛,局部血供丰富,药物易杀灭细菌。②联合用药。除预防性用药外,最好联合用药,其目的是取得各种药物的协同作用,并降低耐药性。③不宜同时给予作用机制相同的药物。④选择对细胞内和细胞外均起作用的药物,如 INH、RFP、EMB。⑤使用不受结核分枝杆菌所处环境影响的药物,如 SM 在碱性环境中起作用,在酸性环境中不起作用;PZA 则在酸性环境中起作用。⑥须考虑抗结核药物对同一脏器的不良影响,如 RFP、INH、乙硫异烟胺等对肝功能均有影响,联合使用时应注意检测血清谷丙转氨酶。⑦规则用药。中断用药是治疗失败的主要原因,可使细菌不能被彻底消灭,反复发作,出现耐药。⑧适量用药。剂量过大会增加不良反应;剂量过小则达不到治疗效果。⑨全程用药。疗程的长短与复发率密切相关,坚持合理全程用药,可降低复发率。⑩宜选用杀菌力强、安全性高的药物,如 INH、RFP 的杀菌作用不受各种条件影响,疗效高;SM、PZA 的杀菌作用受结核菌所在环境影响,疗效较差。

3.免疫治疗

结核病病程中可引起 T 细胞介导的免疫应答,也有 I 型超敏反应。结核患者处于免疫紊乱状态,细胞免疫功能低下,而体液免疫功能增强,出现免疫功能严重失调,对抗结核药物的治疗反应迟钝,往往单纯抗结核药物治疗疗效不佳。辅助免疫调节剂可及时调整机体的细胞免疫功能,提高治愈率,减少复发率。常用的结核免疫调节剂有以下几种。

(1)卡提素(PNS):PNS 是卡介苗的菌体热酚乙醇提取物,含 BCG 多糖核酸等 10 种免疫活性成分,具有提高细胞免疫功能及巨噬核酸功能,使 T 细胞功能恢复,提高 H_2O_2 的释放及自然杀伤细胞的杀菌功能。常用 PNS 1 mg 肌内注射,每周 2 次。与 INH、SM、RFP 并用作为短程化疗治疗初活动性肺结核。

(2)母牛分枝杆菌菌苗:其作用机制一是提高巨噬细胞产生 NO 和 H_2O_2 的水平杀灭结核分枝杆菌,二是抑制变态反应。每 3～4 周深部肌内注射 1 次,0.1～0.5 mg,共用 6 次,并联合抗结核药物治疗初始和难治性肺结核,可缩短初治肺结核的疗程,提高难治性结核病的治疗效果。

(3)左旋咪唑:主要通过激活免疫活性细胞,促进淋巴细胞转化产生更多的活性物质,增强单核-吞噬细胞系统的吞噬能力,故对结核患者治疗有利,但对正常机体影响并不显著。LMS 作为免疫调节剂治疗某些难治性疾病已被临床日益重视。LMS 一般联合抗结核药物辅助治疗初始肺结核。用法:150 mg/d,每周连服 3 天,同时每天抗结核治疗,疗程 3 个月。

(4)γ-干扰素:可使巨噬细胞活化产生 NO,从而抑制或杀灭分枝杆菌。常规抗结核药物无效的结核患者在加用 γ-IFN 后可以缓解临床症状。25～50 μg/m²,皮下注射,每周 2 次或 3 次。作为辅助药物治疗难治性播散性分枝杆菌感染的用量为 50～100 μg/m²,每周至少 3 次。不良反应有发热、寒战、疲劳、头痛,但反应温和而少见。

4.耐药性结核病的治疗

耐药发生的结果必然是近期治疗失败或远期复发。一般结核分枝杆菌对SM、卡那霉素、紫霉素有单相交叉耐药性,即 SM 耐药的结核分枝杆菌对卡那霉素和紫霉素敏感,对卡那霉素耐药者对 SM 也耐药,但对紫霉素敏感,对紫霉素耐药者则对 SM、卡那霉素均耐药。临床上应按 SM、卡那霉素、紫霉素的顺序给药。

初治患者原始耐药不常见,一般低于 2%,主要是对 INH 和(或)SM 耐药,而对 RFP、PZA 或 EMB 耐药者很少见。用药前最好做培养和药敏,以便根据结果调整治疗方案,要保证至少 2～3 种药敏感。如果患者为原发耐药,必须延长治疗时间,才能达到治疗目的。怀疑对 INH 和(或)SM 有原发耐药时,强化阶段应选择 INH、RFP、PZA 和 EMB,巩固阶段则用 RFP 和 EMB 治疗。继发耐药是最大也是最难处理的耐药形式,一般是由于药物联合不当、药物剂量不足、用药不规则、中断治疗或过早停药等原因引起。疑有继发耐药时,选用化疗方案前一定要做培养和药敏。如果对 INH、RFP、PZA 和 EMB 等多药耐药,强化阶段应选用 4～5 种对细菌敏感的药物,巩固阶段至少用 3 种药物,总疗程 24 个月。为防止出现进一步耐药,必须执行短程化疗法。

5.手术治疗

(1)手术适应证:①输卵管卵巢脓肿经药物治疗后症状减退,但肿块未消失,患者自觉症状反复发作。②药物治疗无效,形成结核性脓肿者。③已形成较大的包裹性积液。④子宫内膜广泛破坏,抗结核药物治疗无效。⑤结核性腹膜炎合并腹水者,手术治疗联合药物治疗有利于腹膜结核的痊愈。

(2)手术方法:手术范围应根据年龄和病灶范围决定。由于患者多系生育年龄妇女,必须手术治疗时也应考虑保留患者的卵巢功能。如患者要求保留月经来潮,可根据子宫内膜结核病灶已愈的情况予以保留子宫。对于输卵管和卵巢已形成较大的包块并无法分离者可行子宫附件切除术。盆腔结核导致的粘连多,极为广泛和致密,以致手术分离困难,若勉强进行可造成不必要的损伤,手术者应及时停止手术,术后抗结核治疗 3～6 个月,必要时进行二次手术。

(3)手术前后和手术时用药:一般患者在术前已用过 1 个疗程的化疗。手术如行子宫双侧附件切除者,除有其他脏器结核尚需继续正规药物治疗外,一般术后只需再予以药物治疗一个月左右即可。如果术前诊断未明确,术中发现结核病变,清除病灶引流通畅,术中可予 4～5 g SM 腹腔灌注,术后正规抗结核治疗。

6.预防生殖器结核

原发病灶以肺最常见,预防措施与肺结核相同。加强防痨的宣传教育,增加营养,增强体质。加强儿童保健,防痨组织规定:体重在 2 200 g 以上的新生儿出生 24 小时后即可接种卡介苗;体重不足 2 200 g 或出生后未接种卡介苗者,3 个月内可补种;出生 3 个月后的婴儿需先作结核菌素试验,阴性者可给予接种。青春期少女结核菌素试验阴性者应行卡介苗接种。

生殖器结核患者的阴道分泌物和月经血内可有结核分枝杆菌存在,应加强隔离,避免传染给接触者。

第四节　子 宫 颈 炎

子宫颈炎(简称宫颈炎)是妇科常见疾病之一。正常情况下,宫颈具有多种防御功能,包括黏膜免疫、体液免疫及细胞免疫,是阻止病原菌进入上生殖道的重要防线,但宫颈也容易受分娩、性交及宫腔操作的损伤,且宫颈管柱状上皮抗感染能力较差,易发生感染。临床上一般将宫颈炎分为急性和慢性两种类型。

一、急性宫颈炎

(一)病因

急性宫颈炎常发生于不洁性交后,分娩、流产、宫颈手术等亦可导致宫颈损伤而继发感染。此外,接触高浓度刺激性液体、药物,阴道内异物如遗留的纱布、棉球也是引起急性宫颈炎的原因。最常见病原体为淋病奈瑟菌和沙眼衣原体,淋病奈瑟菌感染时 45%～60%常合并沙眼衣原体感染,其次为一般化脓菌如链球菌、葡萄球菌、肠球菌、大肠埃希菌以及假丝酵母菌、滴虫、阿米巴原虫等。淋病奈瑟菌及沙眼衣原体主要侵犯宫颈管柱状上皮,如直接向上蔓延可导致上生殖道黏膜感染,亦常侵袭尿道移行上皮、尿道旁腺和前庭大腺。一般化脓菌则侵入宫颈组织较深,并可沿两侧宫颈淋巴管向上蔓延导致盆腔结缔组织炎。

(二)临床表现

主要表现为白带增多,呈脓性或脓血性,常伴有下腹坠痛、腰背痛、性交疼痛和尿路刺激症状,体温可轻微升高。妇科检查见宫颈充血、红肿,颈管黏膜水肿,宫颈黏膜外翻,宫颈触痛,脓性分泌物从宫颈管内流出,若尿道、尿道旁腺、前庭大腺感染,则可见尿道口、阴道口黏膜充血、水肿以及多量脓性分泌物。沙眼衣原体性宫颈炎则症状不典型或无症状,有症状者表现为宫颈分泌物增多,点滴状出血或尿路刺激症状,妇科检查宫颈口可见黏液脓性分泌物。

(三)诊断

根据病史、症状及妇科检查,诊断急性宫颈炎并不困难,关键是确定病原体。疑为淋病奈瑟菌感染时,应取宫颈管内分泌物作涂片检查(敏感性 50%～70%)或细菌培养(敏感性 80%～90%),对培养可疑的菌落,可采用单克隆抗体免疫荧光法检测。检测沙眼衣原体感染时,可取宫颈管分泌物涂片染色找细胞质内包涵体,但敏感性不高,培养法技术要求高,费时长,难以推广,目前推荐的方法是直接免疫荧光法或酶免疫法,敏感性为 89%～98%。注意诊断时要考虑是否合并上生殖道感染。

(四)治疗

采用抗生素全身治疗。抗生素选择、给药途径、剂量和疗程则根据病原体和病情严重程度决定。目前,淋菌性宫颈炎推荐的首选药物为头孢曲松钠,备用药物有大观霉素、青霉素、氧氟沙星、左旋氧氟沙星、依诺沙星等,治疗时需同时加服多西环素。沙眼衣原体性宫颈炎推荐的首选药物为阿奇霉素或多西环素,备用药物有米诺环素、氧氟沙星等。一般化脓菌感染最好根据药敏试验进行治疗。急性宫颈炎的治疗应力求彻底,以免形成慢性宫颈炎。

二、慢性宫颈炎

(一)病因

慢性宫颈炎常由于急性宫颈炎未予治疗或治疗不彻底转变而来。急性宫颈炎容易转为慢性的原因主要是宫颈黏膜皱折较多,腺体呈葡萄状,病原体侵入腺体深处后极难根除,导致病程反复、迁延不愈所致。阴道分娩、流产或手术损伤宫颈后继发感染亦可表现为慢性过程,此外,不洁性生活、雌激素水平下降、阴道异物均可引起慢性宫颈炎。病原体一般为葡萄球菌、链球菌、沙眼衣原体、淋病奈瑟菌、厌氧菌等。

(二)病理

1.宫颈糜烂

宫颈外口处的宫颈阴道部外观呈细颗粒状的红色区,称为宫颈糜烂。目前,已废弃宫颈糜烂这一术语,而改称为宫颈柱状上皮异位,并认为其不是病理改变,而是宫颈生理变化。在此沿用宫颈糜烂一词,专指病理炎性糜烂。宫颈糜烂是慢性宫颈炎最常见的一种表现,糜烂面呈局部细小颗粒状红色区域,其边界与正常宫颈上皮的界限清楚,甚至可看到交界线呈现一道凹入的线沟,有的糜烂可见到毛细血管浮现在表面上,表现为局部慢性充血。镜下见黏膜下有白细胞及淋巴细胞浸润,间质有小圆形细胞和浆细胞浸润。

根据糜烂面外观和深浅常分为 3 种类型:①单纯型糜烂,糜烂面仅为单层柱状上皮覆盖,浅而平坦,外表光滑。②颗粒型糜烂,由于腺体和间质增生,糜烂表面凹凸不平,呈颗粒状。③乳突型糜烂,糜烂表面组织增生更明显,呈乳突状。

根据糜烂区所占宫颈的比例可分为 3 度:①轻度糜烂。糜烂面积占整个宫颈面积的 1/3 以内。②中度糜烂:糜烂面积占宫颈的 1/3~2/3。③重度糜烂:糜烂面积占宫颈的 2/3 以上。

宫颈糜烂愈合过程中,柱状上皮下的基底细胞增生,最后分化为鳞状上皮。邻近的鳞状上皮也可向糜烂面的柱状上皮生长,逐渐将腺上皮推移,最后完全由鳞状上皮覆盖而痊愈。糜烂的愈合呈片状分布,新生的鳞状上皮生长于炎性糜烂组织的基础上,故表层细胞极易脱落而变薄,稍受刺激又可恢复糜烂,因此愈合和炎症的扩展交替发生,不容易彻底治愈。

2.宫颈肥大

由于慢性炎症的长期刺激,宫颈组织充血、水肿,腺体和间质增生,纤维结缔组织增厚,导致宫颈肥大,但表面仍光滑,严重者较正常宫颈增大1倍以上。

3.宫颈息肉

慢性炎症长期刺激,使宫颈管局部黏膜增生并向宫颈外口突出而形成一个或多个息肉,直径在1 cm左右,色红,舌形,质软而脆,血管丰富易出血,蒂长短不一,蒂根附着于宫颈外口或颈管壁内。镜检特点为息肉表面被柱状上皮覆盖,中心为充血、水肿及炎性细胞浸润的结缔组织。息肉的恶变率不到1%,但极易复发。

4.宫颈腺囊肿

宫颈糜烂愈合过程中,宫颈腺管口被新生的鳞状上皮覆盖,腺管口堵塞,导致腺体分泌物排出受阻,液体潴留而形成囊肿。检查时见宫颈表面突出数毫米大小青白色囊泡,内含无色黏液。

5.宫颈管内膜炎

炎症局限于宫颈管黏膜及黏膜下组织,宫颈口充血,有脓性分泌物,而宫颈阴道部外观光滑。

(三)临床表现

主要症状为白带增多,常刺激外阴引起外阴不适和瘙痒。由于病原体种类、炎症的范围、程度和病程不同,白带的量、颜色、性状、气味也不同,可为乳白色黏液状至黄色脓性,可有血性白带或宫颈接触性出血。若白带增多,似白色干酪样,应考虑可能合并假丝酵母菌感染;若白带呈稀薄泡沫状,有臭味,则应考虑滴虫性阴道炎。严重感染时可有腰骶部疼痛、下腹坠胀,由于慢性宫颈炎可直接向前蔓延或通过淋巴管扩散,当波及膀胱三角区及膀胱周围结缔组织时,可出现尿路刺激症状。较多的黏稠脓性白带有碍精子上行,可导致不孕。妇科检查可见宫颈不同程度的糜烂、肥大,有时可见宫颈息肉、宫颈腺囊肿等,宫颈口多有分泌物,亦可有宫颈触痛和宫颈触血。

(四)诊断

宫颈糜烂诊断并不困难,但必须除外宫颈上皮内瘤样病变、早期宫颈癌、宫颈结核、宫颈尖锐湿疣等,因此应常规进行宫颈细胞学检查。目前已有电脑超薄细胞检测系统,准确率显著提高。必要时须作病理活检以明确诊断,电子阴道镜辅助活检对提高诊断准确率很有帮助。宫颈息肉、宫颈腺囊肿可根据病理活检确诊。

(五)治疗

局部治疗为主,方法有物理治疗、药物治疗及手术治疗。

1.物理治疗

目的在于使糜烂面坏死、脱落,原有柱状上皮为新生鳞状上皮覆盖。

(1)电灼(熨)治疗:采用电灼器或电熨器对整个病变区电灼或电熨,直至组织呈乳白色或微黄色为止。一般近宫口处稍深,越近边缘越浅,深度为 2 mm 并超出病变区 3 mm,深入颈管内 0.5～1.0 cm,治愈率 50%～90%。术后涂抹磺胺粉或呋喃西林粉,用醋酸冲洗阴道,每天 1 次,有助于创面愈合。

(2)冷冻治疗:利用液氮快速达到超低温(-196 ℃),使糜烂组织冻结、坏死、变性、脱落,创面修复而达到治疗目的。一般采用接触冷冻法,选择相应的冷冻头,覆盖全部病变区并略超过其范围 2～3 mm,根据快速冷冻、缓慢复温的原则,冷冻 1 分钟、复温 3 分钟、再冷冻 1 分钟。进行单次或重复冷冻,治愈率 80%左右。

(3)激光治疗:采用 CO_2 激光器使糜烂部分组织炭化、结痂,痂皮脱落后,创面修复而达到治疗目的。激光头距离糜烂面 3～5 cm,照射范围应超出糜烂面 2 mm,轻症的烧灼深度为 2～3 mm,重症可达 4～5 mm,治愈率 70%～90%。

(4)微波治疗:微波电极接触局部病变组织时,瞬间产生高热效应(44～61 ℃)而达到组织凝固的目的,并可出现凝固性血栓形成而止血,治愈率 90%左右。

(5)波姆光治疗:采用波姆光照射糜烂面,直至变为均匀灰白色为止,照射深度为 2～3 mm,治愈率可达 80%。

(6)红外线凝结法:红外线照射糜烂面,局部组织凝固、坏死,形成非炎性表浅溃疡,新生鳞状上皮覆盖溃疡面而达到治愈,治愈率 90%以上。

(7)高强度聚焦超声治疗:高强度聚焦超声是治疗宫颈糜烂的一种新方法,通过超声波在焦点处产生的热效应、空化效应和机械效应,破坏病变组织。与传统物理治疗方法有所不同的是,利用聚焦超声良好的组织穿透性和定位性,将声波聚焦在宫颈病变深部,对宫颈组织的损伤部位是在表皮下的一定深度,而不是直接破坏表面黏膜层,深部病变组织被破坏后,由深及浅,促进健康组织的再生和表皮的重建。

物理治疗的注意事项:①治疗时间应在月经干净后 3～7 天进行。②排除宫颈上皮内瘤样病变、早期宫颈癌、宫颈结核和急性感染期后方可进行。③术后阴道分泌物增多,甚至有大量水样排液,有时呈血性,脱痂时可引起活动性出血,如量较多先用过氧化氢清洗伤口,用消毒棉球局部压迫止血,24 小时后取出。④物理治疗的次数、持续时间、强度、范围应严格掌握。⑤创面愈合需要一段时间(2~8 周),在此期间禁止盆浴和性生活。⑥定期复查,随访有无宫颈管狭窄。

2.药物治疗

药物治疗适用于糜烂面积小和炎症浸润较浅的病例。

(1)硝酸银或重铬酸钾液:为强腐蚀剂,局部涂擦进行治疗,方法简单,但因疗效不佳,现基本已弃用。

(2)聚甲酚磺醛浓缩液或栓剂:目前临床上应用较多,聚甲酚磺醛是一种高酸物质,可使病变组织的蛋白质凝固脱落,对健康组织无损害且可增加阴道酸度,有利于乳酸杆菌生长。用法:将浸有聚甲酚磺醛浓缩液的棉签插入宫颈管,转动数次取出,然后将浸有浓缩液的纱布块轻轻敷贴于病变组织,纱布块应稍大于糜烂面,浸蘸的药液以不滴下为度,持续 1~3 分钟,每周 2 次,一个月经周期为 1 个疗程;聚甲酚磺醛栓剂为每隔天晚阴道放置一枚,12 次为 1 个疗程。

(3)免疫治疗:采用重组人 α 干扰素栓,每晚一枚,6 天为 1 个疗程。近年报道用红色奴卡放线菌细胞壁骨架 N-CWs 菌苗治疗宫颈糜烂,该菌苗具有非特异性免疫增强及消炎作用,能促进鳞状上皮化生,修复宫颈糜烂病变达到治疗效果。

(4)宫颈管内膜炎时,根据细菌培养和药敏试验结果,采用抗生素全身治疗。

3.手术治疗

对于糜烂面积广而深,或用上述方法久治不愈的患者可考虑行宫颈锥形切除术,多采取宫颈环形电切除术。锥形切除范围从病灶外缘 0.3~0.5 cm 开始,深入宫颈管 1~2 cm,锥形切除,术后压迫止血。宫颈息肉可行息肉摘除术或电切术。

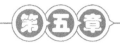

女性生殖系统肿瘤

第一节 子宫颈癌

子宫颈癌(简称宫颈癌)是最常见的妇科恶性肿瘤。我国每年新增宫颈癌病例约 13.5 万,占全球发病数量的 1/3。宫颈癌以鳞状细胞癌为主,高发年龄为 50~55 岁。近 40 年由于宫颈细胞学筛查的普遍应用,使宫颈癌和癌前病变得以早期发现和治疗,宫颈癌的发病率和病死率已有明显下降。但是,近年来宫颈癌发病有年轻化的趋势。

一、组织发生和发展

宫颈转化区为宫颈癌好发部位。目前认为宫颈癌的发生、发展是由量变到质变,由渐变到突变的过程。在转化区形成过程中,宫颈上皮化生过度活跃,加上外来物质刺激(如人乳头瘤病毒感染、精液组蛋白及其他致癌物质),未成熟的化生鳞状上皮或增生的鳞状上皮细胞可出现间变或不典型的表现,即不同程度的不成熟或分化不良,核异常有丝分裂象增加,形成宫颈上皮内病变。随着宫颈上皮内病变的继续发展,突破上皮下基底膜,浸润间质,则形成宫颈浸润癌。一般从宫颈上皮内病变发展为浸润癌需 10~15 年,但约 25% 在 5 年内发展为浸润癌。

二、病理

(一)宫颈鳞状细胞癌

宫颈鳞状细胞癌占宫颈癌 80%～85%,以具有鳞状上皮分化(即角化)、细胞间桥,而无腺体分化或黏液分泌为病理诊断要点。多数起源于鳞状上皮和柱状上皮交接处移行带区的非典型增生上皮或原位癌。老年妇女宫颈鳞癌可位于宫颈管内。

1.巨检

镜下早期浸润癌及极早期宫颈浸润癌肉眼观察常类似宫颈糜烂,无明显异常。随病变发展,可有以下4种类型。

(1)外生型:最常见,癌灶向外生长呈乳头状或菜花样,组织脆,易出血。癌瘤体积较大,常累及阴道,较少浸润宫颈深层组织及宫旁组织。

(2)内生型:癌灶向宫颈深部组织浸润,宫颈表面光滑或仅有轻度糜烂,宫颈扩张、肥大变硬,呈桶状;常累及宫旁组织。

(3)溃疡型:上述两型癌组织继续发展合并感染坏死,脱落后形成溃疡或空洞,似火山口状。

(4)颈管型:指癌灶发生于宫颈管内,常侵入宫颈及子宫下段供血层或转移至盆腔淋巴结。

2.显微镜检

(1)镜下早期浸润癌:指在原位癌基础上镜检发现小滴状,锯齿状癌细胞团突破基底膜,浸润间质。

(2)宫颈浸润癌:指癌灶浸润间质范围已超出镜下早期浸润癌,多呈网状或团块状浸润间质。根据癌细胞分化程度可分以下几级。①Ⅰ级:高分化鳞癌(角化性大细胞型),大细胞,有明显角化珠形成,可见细胞间桥,瘤细胞异型性较轻,少或无不正常核分裂($<2/HPF$)。②Ⅱ级:中分化鳞癌(非角化性大细胞型),大细胞,少或无角化珠,细胞间桥不明显,异型性明显,核分裂象较多($2\sim4/HPF$)。③Ⅲ级:低分化鳞癌即小细胞型,多为未分化小细胞,无角化珠及细胞间桥,细胞异型性明显,核分裂多见($>4/HPF$),常需作免疫组织化学检查(如细胞角蛋白等)及电镜检查确诊。

(二)宫颈腺癌

占宫颈癌$15\%\sim20\%$,近年来其发病率有上升趋势。

1.巨检

大体形态与宫颈鳞癌相同。来自宫颈管内,浸润管壁;或自颈管内向宫颈外口突出生长;常可侵犯宫旁组织;病灶向宫颈管内生长时,宫颈外观可正常但因宫颈管向宫体膨大,宫颈管形如桶状。

2.显微镜检

主要组织学类型有3种。

(1)黏液腺癌:最常见,来源于宫颈管柱状黏液细胞,镜下可见腺体结构,腺上皮细胞增生呈多层,异型性明显,可见核分裂象,腺癌细胞可呈乳突状突入腺腔。可分为高、中、低分化腺癌,随分化程度降低腺上皮细胞和腺管异型性增加,黏液分泌量减少,低分化腺癌中癌细胞呈实性巢、索或片状,少或无腺管结构。

(3)宫颈恶性腺瘤:又称微偏腺癌(MDC),属高分化宫颈内膜腺癌。腺上皮细胞无异型性,但癌性腺体多,大小不一形态多变,呈点状突起伸入宫颈间质深层,常伴有淋巴结转移。

(三)宫颈腺鳞癌

较少见,占宫颈癌 3%～5%,是由储备细胞同时向腺癌和鳞状上皮非典型增生鳞癌发展而形成。癌组织中含有腺癌和鳞癌两种成分。两种癌成分的比例及分化程度均可不同,低分化者预后极差。

(四)其他病理类型

少见病理类型如神经内分泌癌、未分化癌、混合性上皮/间叶肿瘤、间叶肿瘤、黑色素瘤、淋巴瘤等。

三、转移途径

主要为直接蔓延及淋巴转移,血行转移少见。

(一)直接蔓延

直接蔓延最常见。癌组织局部浸润,向邻近器官及组织扩散。向下累及阴道壁,向上由宫颈管累及宫腔;癌灶向两侧扩散可累及主韧带及阴道旁组织直至骨盆壁;晚期可向前、后蔓延侵及膀胱或直肠,形成癌性膀胱阴道瘘或直肠阴道瘘。癌灶压迫或侵及输尿管时,可引起输尿管阻塞及肾积水。

(二)淋巴转移

癌灶局部浸润后累及淋巴管,形成瘤栓,并随淋巴液引流进入局部淋巴结经淋巴引流扩散。淋巴转移一级组包括宫旁、宫颈旁、闭孔、髂内、髂外、髂总、骶前淋巴结;二级组为腹股沟深浅、腹主动脉旁淋巴结。

(三)血行转移

极少见,晚期可转移至肺、肝或骨骼等。

四、分期

子宫颈癌的分期是临床分期,国际妇产科联盟(FIGO)的分期见表 5-1。分期应在治疗前进行,治疗后分期不再更改。

表 5-1　宫颈癌的临床分期

期别	肿瘤范围
Ⅰ期	癌灶局限在宫颈(包括累及宫体)
ⅠA	肉眼未见癌灶,仅在显微镜下可见浸润癌
ⅠB	肉眼可见癌灶局限于宫颈,或显微镜下可见病变大于ⅠA2期
ⅠB1	肉眼可见癌灶最大径线≤4 cm
ⅠB2	肉眼可见癌灶最大径线>4 cm
Ⅱ期	病灶已超出子宫颈,但未达骨盆壁。癌累及阴道,但未达阴道下1/3
ⅡA	无宫旁浸润
ⅡA1	肉眼可见病灶最大径线≤4 cm
ⅡA2	肉眼可见病灶最大径线>4 cm
ⅡB	有宫旁浸润,但未扩展至盆壁
Ⅲ期	癌肿扩展到骨盆壁和(或)累及阴道下1/3,导致肾盂积水或无功能肾
ⅢA	癌累及阴道下1/3,但未达骨盆壁
ⅢB	癌已达骨盆壁和(或)引起肾盂积水或无功能肾
Ⅳ期	癌播散超出真骨盆或癌浸润膀胱黏膜或直肠黏膜
ⅣA	癌扩散至邻近盆腔器官
ⅣB	远处转移

五、临床表现

早期宫颈癌常无症状和明显体征,宫颈可光滑或与慢性宫颈炎无区别;宫颈管癌患者,宫颈外观正常亦易漏诊或误诊。病变发展后可出现以下症状和体征。

(一)症状

1.阴道流血

早期多为接触性出血,发生在性生活后或妇科检查后;后期则为不规则阴道流血。出血量多少根据病灶大小、侵及间质内血管情况而变化;晚期因侵蚀大血管可引起大出血。年轻患者也可表现为经期延长,经量增多;老年患者则常以绝经后出现不规则阴道流血就诊。一般外生型癌出血较早,量多;内生型癌则出血较晚。

2.阴道排液

多数有阴道排液增多,可为白色或血性,稀薄如水样或米泔状,有腥臭。晚期因癌组织坏死伴感染,可有大量泔水样或脓性恶臭白带。

3.晚期症状

根据癌灶累及范围,可出现不同的继发症状。邻近组织器官及神经受累时,可出现尿频尿急、便秘、下肢肿胀、疼痛等症状;癌肿压迫或累及输尿管时可引起输尿管梗阻,肾积水及尿毒症;晚期患者可有贫血,恶病质等全身衰竭症状。

(二)体征

宫颈上皮内病变和镜下早期浸润癌肉眼观局部均无明显病灶,宫颈光滑或为轻度糜烂。随宫颈浸润癌生长发展可出现不同体征。外生型者宫颈可见息肉状、菜花状赘生物,常伴感染,质脆易出血;内生型表现为宫颈肥大,质硬,颈管膨大;晚期癌组织坏死脱落形成溃疡或空洞伴恶臭。阴道壁受累时可见阴道穹隆消失及赘生物生长;宫旁组织受累时,三合诊检查可扪及宫颈旁组织增厚、缩短、结节状、质硬或形成冷冻盆腔。

六、诊断

根据病史和临床表现,尤其有接触性阴道出血者,通过"三阶梯"诊断程序,或对宫颈肿物直接进行活体组织检查可以明确诊断。病理检查确诊为宫颈癌后,应由两名有经验的妇科肿瘤医师通过详细全身检查和妇科检查,确定临床分期。根据患者具体情况进行 X 线胸片检查,静脉肾盂造影,膀胱镜及直肠镜检查,超声检查和 CT,MRI,PET 等影像学检查评估病情。

(一)宫颈细胞学检查

宫颈细胞学检查是宫颈癌筛查的主要方法,应在宫颈转化区取材,行染色和镜检。临床宫颈细胞学诊断的报告方式主要为巴氏五级分类法和 The Bethesda System(TBS)系统分类。巴氏 5 级分类法是1943 年由 G.N.Papanicolaou 提出,曾作为宫颈细胞学的常规检查方在我国部分基层医院细胞室沿用至今,是一种分级诊断的报告方式。TBS 系统是近年来提出的描述性细胞病理学诊断的报告方式,也是世界卫生组织和美国细胞病理学家积极提倡的规范细胞学诊断方式。巴氏Ⅲ级及以上或 TBS 分类中有上皮细胞异常时,均应重复刮片检查并行阴道镜下宫颈活组织检查。

(二)人乳头瘤病毒(human papilloma virus,HPV)检测

因 HPV 感染是导致宫颈癌的主要病因,目前国内外已经将检测 HPV 感染作为宫颈癌的一种筛查手段。其作为初筛手段可浓缩高危人群,比通常采用的细胞学检测更有效。

（三）碘试验

正常宫颈阴道部鳞状上皮含丰富糖原,碘溶液涂染后呈棕色或深褐色,不能染色区说明该处上皮缺乏糖原,可为炎性或有其他病变区。在碘不染色区取材行活检,可提高诊断率。

（四）阴道镜检查

宫颈细胞学检查巴氏Ⅱ级以上、TBS分类上皮细胞异常,均应在阴道镜下观察宫颈表面病变状况,选择可疑癌变区行活组织检查,提高诊断准确率。

（五）宫颈和宫颈管活组织检查

宫颈和宫颈管活组织检查为宫颈癌及其癌前病变确诊的依据。宫颈无明显癌变可疑区时,可在移行区3、6、9、12点4处取材或行碘试验、阴道镜观察可疑病变区取材作病理检查;所取组织应包括一定间质及邻近正常组织。若宫颈有明显病灶,可直接在癌变区取材。宫颈细胞学阳性但宫颈光滑或宫颈活检阴性,应用小刮匙搔刮宫颈管,刮出物送病理检查。

（六）宫颈锥切术

宫颈细胞学检查多次阳性,而宫颈活检阴性;或活检为高级别宫颈上皮内病变需确诊者,均应做宫颈锥切送病理组织学检查。宫颈锥切可采用冷刀切除、环状电凝切除(LEEP)或冷凝电刀切除术;宫颈组织应作连续病理切片(24～36张)检查。

七、鉴别诊断

应与有临床类似症状或体征的各种宫颈病变鉴别,主要依据是活组织病理检查。①宫颈良性病变:宫颈柱状上皮异位、息肉、宫颈内膜异位、宫颈腺上皮外翻和宫颈结核性溃疡等。②宫颈良性肿瘤:宫颈黏膜下肌瘤、宫颈管肌瘤、宫颈乳头瘤。③宫颈转移性肿瘤:子宫内膜癌宫颈转移应与原发性宫颈癌相鉴别,同时应注意原发性宫颈癌可与子宫内膜癌并存。

八、处理

应根据临床分期、年龄、全身情况结合医院医疗技术水平及设备条件综合考虑,制订治疗方案,选用适宜措施,重视首次治疗及个体化治疗。主要治疗方法为手术、放疗及化疗,应根据具体情况配合应用。

（一）手术治疗

主要用于ⅠА～ⅡА的早期患者,其优点是年轻患者可保留卵巢及阴道功能。

①ⅠA1期：对于无淋巴管脉管浸润者无生育要求可选用筋膜外全子宫切除术,对要求保留生育功能者可行宫颈锥形切除术(术后病理应注意检查切缘);有淋巴管脉管浸润者无生育要求建议行改良广泛性子宫切除术和盆腔淋巴结清扫术±腹主动脉旁淋巴结取样术,有生育要求者则建议行锥切术或广泛性宫颈切除术及盆腔淋巴结清扫术±腹主动脉旁淋巴结清扫术。②ⅠA2～ⅡA期：选用广泛性子宫切除术及盆腔淋巴结清扫术,必要时行腹主动脉旁淋巴清扫或取样,年轻患者卵巢正常者可予保留。近年来,对ⅠA1～ⅠB1期,肿瘤直径＜2 cm的未生育年轻患者可选用广泛子宫颈切除术及盆腔淋巴结清扫术,保留患者的生育功能。

(二)放射治疗

适用于ⅡB晚期、Ⅲ、Ⅳ期患者,或无法手术患者。包括近距离放疗及体外照射。近距离放疗采用后装治疗机,放射源为^{137}Cs,^{192}Ir等;体外照射多用直线加速器、^{60}Co等。近距离放疗用以控制局部原发病灶;腔外照射则以治疗宫颈旁及盆腔淋巴结转移灶。早期病例以局部近距离放疗为主,体外照射为辅;晚期则体外照射为主,近距离放疗为辅。

(三)手术及放疗联合治疗

对于局部病灶较大,可先作放疗待癌灶缩小后再手术。手术治疗后有盆腔淋巴结阳性,宫旁组织阳性或手术切缘阳性等高危因素者,可术后补充盆腔放疗＋顺铂同期化疗±阴道近距离放疗;阴道切缘阳性者,阴道近距离放疗可以增加疗效。

(四)化疗

主要用于：①宫颈癌灶＞4 cm的手术前化疗,目的是使肿瘤缩小,便于手术切除。②与放疗同步化疗,现有的临床试验结果表明,以铂类为基础的同步放化疗较单纯放疗能明显改善ⅠB～ⅣA期患者的生存期,使宫颈癌复发危险度下降了40%～60%,死亡危险度下降了30%～50%。③不能耐受放疗的晚期或复发转移的患者姑息治疗。常用的一线抗癌药物有顺铂、卡铂、紫杉醇、吉西他滨、托泊替康。常用联合化疗方案有顺铂＋紫杉醇,卡铂＋紫杉醇,顺铂＋托泊替康和顺铂＋吉西他滨。用药途径可采用静脉或动脉灌注化疗。

九、预后

与临床期别,病理类型及治疗方法密切相关。ⅠB与ⅡA期手术与放疗效果相近。有淋巴结转移者预后差。宫颈腺癌放疗疗效不如鳞癌,早期易有淋巴转移,预后差。晚期死亡主要原因有尿毒症、出血、感染及全身恶病质。

十、随访

宫颈癌治疗后复发 50% 在 1 年内,75%～80% 在 2 年内;盆腔局部复发占 70%,远处为 30%。随访内容应包括盆腔检查、阴道涂片细胞学检查(保留宫颈者行宫颈细胞学检查)和高危型 HPV 检查、胸片及血常规等。治疗后 2 年内每 3 月复查 1 次;3～5 年内每 6 月 1 次;第 6 年开始每年复查 1 次。

十一、预防

(1)普及防癌知识,开展性卫生教育,提倡晚婚少育。

(2)注意及重视高危因素及高危人群,有异常症状者应及时就医。

(3)积极治疗性传播疾病;早期发现及诊治 SIL 患者,阻断浸润性宫颈癌发生。

(4)健全及发挥妇女防癌保健网的作用,开展宫颈癌普查普治,做到早期发现,早期诊断,早期治疗。30 岁以上妇女初诊均应常规作宫颈刮片检查和 HPV 检测,异常者应进一步处理。

(5)HPV 疫苗目前已用于 HPV 感染及癌前病变的预防,是目前世界上第一个用于肿瘤预防的疫苗,但其效果和安全性有待进一步评价确定。

第二节　子宫内膜癌

子宫内膜癌是发生于子宫内膜的一组上皮性恶性肿瘤,为女性生殖道三大恶性肿瘤之一,占女性全身恶性肿瘤 7%,占女性生殖道恶性肿瘤 20%～30%。

一、发病相关因素

病因不十分清楚。目前认为子宫内膜癌可能有两种发病机制。

(1)Ⅰ型为雌激素依赖型,其发生可能是在无孕激素拮抗的雌激素长期作用下,发生子宫内膜增生症(单纯型或复杂型,伴或不伴不典型增生),继而癌变。该类型占子宫内膜癌的大多数,均为内膜样腺癌,肿瘤分化较好,雌孕激素受体阳性率高,预后好。患者较年轻,常伴有肥胖、高血压、糖尿病、不孕或不育及绝经延迟。大约20%内膜癌患者有家族史。大于50%的病例有*PTEN*基因突变或失活。

(2)Ⅱ型为非雌激素依赖性型,发病与雌激素无明确关系,与基因突变有关,如抑癌基因*P53*突变,抑癌基因*P16*失活、*E-cadherin*失活及*Her2/neu*基因过表达等。这类子宫内膜癌的病理形态属少见类型,如子宫内膜浆液性腺癌、透明细胞癌、黏液腺癌等。多见于老年体瘦妇女,在癌灶周围可以是萎缩的子宫内膜,肿瘤恶性度高,分化差,雌孕激素受体多呈阴性,预后不良。

二、病理

(一)巨检

1.弥散型

子宫内膜大部分或全部为癌组织侵犯,并突向宫腔,常伴有出血,坏死,较少有肌层浸润。晚期癌灶可侵及深肌层或宫颈,若阻塞宫颈管可引起宫腔积脓。

2.局灶型

多见于宫腔底部或宫角部,癌灶小,呈息肉或菜花状,易浸润肌层。

(二)镜检及病理类型

1.内膜样腺癌

占80%～90%,内膜腺体高度异常增生,上皮复层,并形成筛孔状结构。癌细胞异型明显,核分裂活跃,分化差的腺癌腺体少,腺结构消失,成实性癌块。按腺癌分化程度分为Ⅰ级(高分化G_1),Ⅱ级(中分化G_2),Ⅲ级(低分化G_3)。分级愈高,恶性程度愈高。

2.黏液性腺癌

占1%～9%。有大量黏液分泌,腺体密集,间质少,腺上皮复层。癌细胞异型明显,有间质浸润,大多为宫颈黏液细胞分化。

3.浆液性腺癌

占1%～9%。癌细胞异型性明显,多为不规则复层排列,呈乳头状或簇状生长,1/3可伴砂粒体。恶性程度高,易有深肌层浸润和腹腔、淋巴及远处转移,预后极差。无明显肌层浸润时,也可能发生腹腔播散。

4.透明细胞癌

多呈实性片状,腺管样或乳头状排列,癌细胞胞质丰富、透亮,核呈异型性,或靴钉状,恶性程度高,易早期转移。

5.其他病理类型

其他病理类型包括神经内分泌癌、混合细胞腺癌、未分化癌等。

癌肉瘤曾在 2010 年 NCCN 病理分类及 2012 年 FIGO 妇癌报告中被列入子宫内膜癌特殊类型,但在 2014 年世界卫生组织和国际妇科病理协会的分类标准中该种病理类型被归入上皮-间叶细胞混合性肿瘤。

三、转移途径

多数子宫内膜癌生长缓慢,局限于内膜或宫腔内时间较长,部分特殊病理类型和低分化癌可发展很快,短期内出现转移。

(一)直接蔓延

癌灶初期沿子宫内膜蔓延生长,向上可沿子宫角延至输卵管,向下可累及宫颈管及阴道。若癌瘤向肌壁浸润,可穿透子宫肌壁,累及子宫浆肌层,广泛种植于盆腹膜,直肠子宫陷凹及大网膜。

(二)淋巴转移

淋巴转移为子宫内膜癌主要转移途径。转移途径与癌肿生长部位有关:宫底部癌灶常沿阔韧带上部淋巴管网,经骨盆漏斗韧带转移至卵巢,向上至腹主动脉旁淋巴结。子宫角或前壁上部病灶沿圆韧带淋巴管转移至腹股沟淋巴结。子宫下段或已累及子宫颈癌灶,其淋巴转移途径与宫颈癌相同,可累及宫旁、闭孔、髂内外及髂总淋巴结。子宫后壁癌灶可沿宫骶韧带转移至直肠淋巴结。约 10% 的子宫内膜癌经淋巴管逆行引流累及阴道前壁。

(三)血行转移

晚期患者经血行转移至全身各器官,常见部位为肺、肝、骨等。

四、分期

子宫内膜癌的分期现采用国际妇产科联盟(FIGO)制定的手术-病理分期,见表 5-2。

表 5-2　子宫内膜癌手术-病理分期

期别	范围
I 期[a]	肿瘤局限于子宫体
I A[a]	无或 1/2 肌层浸润
I B[a]	≥1/2 肌层浸润
II 期[a]	癌累及子宫颈间质,但未扩散至宫外[b]

续表

期别	范围
Ⅲ期[a]	局部和(或)区域扩散
Ⅲ$_A$[a]	癌累及子宫体浆膜层和(或)附件[c]
Ⅲ$_B$[a]	阴道和(或)宫旁受累[c]
Ⅲ$_C$[a]	癌瘤转移至盆腔和(或)腹主动脉旁淋巴结[c]
Ⅲ$_{C1}$[a]	癌瘤转移至盆腔淋巴结
Ⅲ$_{C2}$[a]	癌瘤转移至腹主动脉旁淋巴结,有/无盆腔淋巴结转移
Ⅳ期[a]	癌瘤累及膀胱和(或)肠黏膜;或远处转移
Ⅳ$_A$[a]	癌瘤累及膀胱和(或)肠道黏膜
Ⅳ$_B$[a]	远处转移,包括腹腔转移及(或)腹股沟淋巴结转移

注:[a]可以是 G_1、G_2、G_3;[b]宫颈管腺体累及为Ⅰ期,不再认为是Ⅱ期;[c]腹水细胞学阳性应当单独报告,但不改变分期

五、临床表现

(一)症状

1.阴道流血

主要表现为绝经后阴道流血,量一般不多。尚未绝经者可表现为月经增多、经期延长或月经紊乱。

2.阴道排液

多为血性液体或浆液性分泌物,合并感染则有脓血性排液,恶臭。

3.下腹疼痛及其他

若癌肿累及宫颈内口,可引起宫腔积脓,出现下腹胀痛及痉挛样疼痛。晚期浸润周围组织或压迫神经可引起下腹及腰骶部疼痛。晚期可出现贫血、消瘦及恶病质等相应症状。

(二)体征

早期子宫内膜癌妇科检查可无异常发现。晚期可有子宫明显增大,合并宫腔积脓时可有明显触痛,宫颈管内偶有癌组织脱出,触之易出血。癌灶浸润周围组织时,子宫固定或在宫旁触及不规则结节状物。

六、诊断

除根据临床表现及体征外,病理组织学检查是确诊的依据。诊断步骤见图 5-1。

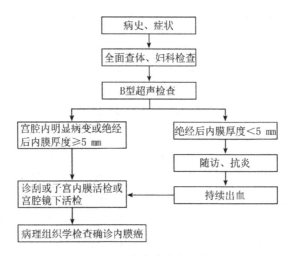

图 5-1　子宫内膜癌诊断步骤

(一)病史及临床表现

对于绝经后阴道流血、绝经过渡期月经紊乱均应排除内膜癌后再按良性疾病处理。对以下情况妇女要密切随诊：①有子宫内膜癌发病高危因素者如肥胖、不育、绝经延迟者；②多囊卵巢综合征、有长期应用雌激素、他莫昔芬或雌激素增高疾病史者；③有乳腺癌、子宫内膜癌家族史者。

(二)超声检查

经阴道超声检查可了解子宫大小、宫腔形状、宫腔内有无赘生物、子宫内膜厚度、肌层有无浸润及深度，为临床诊断及处理提供参考。

(三)诊断性刮宫

诊断性刮宫是最常用最有价值的诊断方法，其优点是能获得子宫内膜的组织标本进行病理诊断。

(四)其他辅助诊断方法

1.子宫内膜活检

目前已有行子宫内膜活检的吸管或一次性刮匙，无需麻醉及扩张宫颈。但由于需要专用器械，国内尚未广泛开展。

2.宫腔镜检查

宫腔镜检查可直接观察宫腔及宫颈管内有无癌灶存在，大小及部位，直视下取材活检，减少对早期子宫内膜癌的漏诊。但是否有可能促进癌细胞的扩散存在争议。

3.其他

MRI、CT、PET-CT 等检查及血清 CA125 测定可协助判断病变范围,有子宫外癌肿播散者其血清 CA125 值可升高。

七、鉴别诊断

(一)绝经过渡期异常子宫出血

以月经紊乱,如经量增多、经期延长及不规则阴道流血为主要表现。妇科检查无异常发现,病理组织学检查是鉴别诊断的主要依据。

(二)老年性阴道炎

主要表现为血性白带,检查时可见阴道黏膜变薄、充血或有出血点、分泌物增加等表现,治疗后可好转,必要时可先作抗感染治疗后再作诊断性刮宫排除子宫内膜癌。

(三)子宫黏膜下肌瘤或内膜息肉

有月经过多或经期延长症状,可行超声检查,宫腔镜及诊刮来确定诊断。

(四)子宫颈管癌、子宫肉瘤及输卵管癌

均可有阴道排液增多,或不规则流血。宫颈活检、诊刮及影像学检查可协助鉴别诊断。

八、治疗

治疗原则是以手术为主,辅以放疗、化疗和激素治疗等综合治疗。应根据患者年龄、全身情况、癌变累及范围及组织学类型选用和制订适宜的治疗方案。

(一)手术分期

开腹后取腹水或腹腔冲洗液进行细胞学检查并单独报告,全面探查,对可疑病变部位取样作冷冻切片检查。行筋膜外全子宫及双附件切除术,剖视宫腔,确定肿瘤生长部位、累及范围,并取癌组织带子宫肌层作冷冻切片了解浸润深度。对浆液性腺癌、透明细胞癌患者常进行大网膜活检或切除。盆腔淋巴结切除术是手术分期的一个重要步骤,但满足以下低危淋巴结转移因素的患者,可以考虑不行淋巴结切除术:①肌层浸润深度<1/2;②肿瘤直径<2 cm;③G_1 或 G_2。此外,有深肌层浸润、子宫内膜样腺癌 G_3、浆液性腺癌、透明细胞癌等高危因素的患者,还需行腹主动脉旁淋巴结切除术。手术切除的标本应常规进行病理学检

查,癌组织还应行雌、孕激素受体检测,作为术后选用辅助治疗的依据。

(二)放疗

分腔内照射及体外照射。腔内照射多用后装腔内照射,高能放射源为^{60}Co或^{137}Cs。体外照射常用^{60}Co或直线加速器。

1.单纯放疗

仅用于有手术禁忌证或无法手术切除的晚期内膜癌患者。对Ⅰ期G_1,不能接受手术治疗者可选用单纯腔内照射,其他各期均应采用腔内腔外照射联合治疗。

2.术前放疗

主要是为控制、缩小癌灶创造手术机会或缩小手术范围。

3.术后放疗

是对手术-病理分期后具有复发高危因素患者重要的辅助治疗,或作为手术范围不足的补充治疗。

(三)激素治疗

1.孕激素治疗

仅用于晚期或复发患者。以高效、大剂量、长期应用为宜,至少应用12周以上方可评定疗效。可延长患者的疾病无进展生存期,对生存率无影响。常用药物:口服甲羟孕酮200～400 mg/d;己酸孕酮500 mg,肌内注射每周2次。

2.抗雌激素制剂治疗

适应证与孕激素相同。他莫昔芬常用剂量为20～40 mg/d,可先用他莫昔芬2周使孕激素受体含量上升后再用孕激素治疗,或与孕激素同时应用。

3.其他

近年来亦有采用芳香化酶抑制剂或选择性雌激素受体调节剂(SERM)行激素治疗的报道,如雷洛昔芬。

(四)化疗

化疗为晚期或复发子宫内膜癌的综合治疗措施之一;也可用于术后有复发高危因素患者的治疗以期减少盆腔外的远处转移。常用化疗药物有顺铂、多柔比星(阿霉素)、紫杉醇、卡铂、环磷酰胺、氟尿嘧啶等,多为联合应用。子宫内膜浆液性腺癌术后应给予化疗,方案同卵巢上皮癌。

(五)保留生育功能治疗

病例选择尚无统一标准,可按以下标准进行:年龄<40岁;渴望保留生育功

能要求,同意承担治疗风险;病灶局限在内膜、高分化;孕激素受体(+);血清CA125<35 kU/L。保留生育功能治疗风险大,目前仍处于探索阶段。治疗前应充分告知患者保留生育功能治疗的利弊,3 个月进行一次诊断性刮宫,判断疗效以决定后续治疗。

九、预后

影响预后的因素:①病理类型、组织学分级、肌层浸润深度、淋巴转移及子宫外病灶等;②患者全身状况;③治疗方案选择。

十、随访

治疗后应定期随访,75%～95%复发在术后 2～3 年内。随访内容应包括详细病史(包括新的症状)、盆腔检查(三合诊)、阴道细胞学涂片、X 线胸片、血清CA125 检测等,必要时可作 CT 及 MRI 检查。一般术后 2～3 年内每 3 个月随访一次,3 年后每 6 个月 1 次,5 年后每年 1 次。

十一、预防

预防措施:①普及防癌知识,定期体检;②重视绝经后妇女阴道流血和围绝经期妇女月经紊乱的诊治;③正确掌握雌激素应用指征及方法;④对有高危因素的人群应进行密切随访或监测。

第三节　子宫肌瘤

子宫肌瘤是女性生殖器最常见的良性肿瘤,由平滑肌及结缔组织组成。常见于 30～50 岁妇女。据尸检统计,30 岁以上妇女约 20% 有子宫肌瘤。因肌瘤多无或很少有症状,临床报道发病率远低于肌瘤真实发病率。

一、发病相关因素

确切病因尚未明了。因肌瘤好发于生育年龄,青春期前少见,绝经后萎缩或消退,提示其发生可能与雌、孕激素相关。目前认为,肌瘤的形成可能是因单平滑肌细胞的突变,如染色体 12 号和 14 号易位、7 号染色体部分缺失等,从而导致肌瘤中促生长的细胞因子增多,如 TGF-β、EGF、IGF-1,2 等;雌激素受体(ER)和孕激素受体(PR)高表达。

此外,与种族及遗传可能相关。

二、分类

(一)按肌瘤生长部位

分为子宫体肌瘤(90%)和子宫颈肌瘤(10%)。

(二)按肌瘤与子宫肌壁的关系

按肌瘤与子宫肌壁的关系分为3类。

1.肌壁间肌瘤

占60%～70%,肌瘤位于子宫肌壁间,周围均被肌层包围。

2.浆膜下肌瘤

约占20%,肌瘤向子宫浆膜面生长,并突出于子宫表面,肌瘤表面仅由子宫浆膜覆盖。若瘤体继续向浆膜面生长,仅有一蒂与子宫相连,称为带蒂浆膜下肌瘤,营养由蒂部血管供应。若血供不足肌瘤可变性坏死。若蒂扭转断裂,肌瘤脱落形成游离性肌瘤。若肌瘤位于宫体侧壁向宫旁生长突出于阔韧带两叶之间称阔韧带肌瘤。

3.黏膜下肌瘤

占10%～15%。肌瘤向宫腔方向生长,突出于宫腔,仅为黏膜层覆盖。黏膜下肌瘤易形成蒂,在宫腔内生长犹如异物,常引起子宫收缩,肌瘤可被挤出宫颈外口而突入阴道。

随着子宫镜技术的发展,部分黏膜下肌瘤也可在子宫镜辅助下切除。2011年FIGO将黏膜下肌瘤分为3型:①0型,完全突出于子宫腔内(仅以蒂相连);②Ⅰ型,不足50%的瘤体位于子宫肌层内;③Ⅱ型,≥50%的瘤体位于子宫肌层内。

子宫肌瘤常为多个,大于等于两个各种类型的肌瘤发生在同一子宫,称多发性子宫肌瘤。

三、病理

(一)巨检

肌瘤为实质性球形肿块,表面光滑,质地较子宫肌层硬,压迫周围肌壁纤维形成假包膜,肌瘤与假包膜间有一层疏松网状间隙,故易剥出。肌瘤切面呈灰白色,可见旋涡状或编织状结构。肌瘤颜色和硬度与纤维组织多少有关。

(二)镜检

肌瘤主要由梭形平滑肌细胞和纤维结缔组织构成。肌细胞大小均匀,排列成旋涡状或棚状,核为杆状。极少情况下尚有一些特殊的组织学类型,如富细胞性、奇异型、上皮样平滑肌瘤及静脉内和播散性腹膜平滑肌瘤等,这些特殊类型平滑肌瘤的性质及恶性潜能与细胞有丝分裂象多少或组织的坏死类型密切相关。

四、肌瘤变性

肌瘤变性是肌瘤失去了原有的典型结构。常见的变性如下。

(一)玻璃样变

玻璃样变又称透明变性,最常见。肌瘤剖面漩涡状结构消失为均匀透明样物质取代。镜下见病变区肌细胞消失,为均匀透明无结构区。

(二)囊性变

子宫肌瘤玻璃样变继续发展,肌细胞坏死液化即可发生囊性变,此时子宫肌瘤变软,肌瘤内出现大小不等的囊腔,腔内含清亮无色液体,也可凝固成胶冻状。镜下见囊腔为玻璃样变的肌瘤组织构成,内壁无上皮覆盖。

(三)红色样变

红色样变多见于妊娠期或产褥期,为肌瘤的一种特殊类型坏死,发生机制不清,可能与肌瘤内小血管退行性变引起血栓及溶血,血红蛋白渗入肌瘤内有关。患者可有剧烈腹痛伴恶心呕吐、发热,白细胞计数升高,检查发现肌瘤迅速增大、压痛。肌瘤剖面为暗红色,如半熟的牛肉,有腥臭味,质软,旋涡状结构消失。镜检见组织高度水肿,假包膜内大静脉及瘤体内小静脉血栓形成,广泛出血伴溶血,肌细胞减少,细胞核常溶解消失,并有较多脂肪小球沉积。

(四)肉瘤样变

少见,仅为 0.4%～0.8%,常见于绝经后伴疼痛和出血的患者,瘤组织变软且脆,切面灰黄色,似生鱼肉状,与周围组织界限不清。镜下见平滑肌细胞增生,排列紊乱,漩涡状结构消失,细胞有异型性。

(五)钙化

多见于蒂部细小血供不足的浆膜下肌瘤以及绝经后妇女。

五、临床表现

(一)症状

多无明显症状,仅在体检时偶然发现。症状与肌瘤部位、有无变性相关,而与肌瘤大小、数目关系不大。常见症状如下。

1.经量增多及经期延长

多见于大的肌壁间肌瘤及黏膜下肌瘤者,肌瘤使宫腔增大子宫内膜面积增加,并影响子宫收缩可有经量增多、经期延长等症状。黏膜下肌瘤伴坏死感染时,可有不规则阴道流血或血样脓性排液。长期经量增多可继发贫血。

2.下腹肿块

肌瘤初起时腹部摸不到肿块,当肌瘤逐渐增大使子宫超过了3个月妊娠大小较易从腹部触及。肿块居下腹正中部位,实性、可活动、无压痛、生长缓慢。巨大的黏膜下肌瘤脱出阴道外,患者可因外阴脱出肿物来就医。

3.白带增多

肌壁间肌瘤使宫腔面积增大,内膜腺体分泌增多,并伴有盆腔充血致使白带增多;子宫黏膜下肌瘤一旦感染可有大量脓样白带,如有溃烂、坏死、出血时可有血性或脓血性有恶臭的阴道溢液。

4.压迫症状

子宫前壁下段肌瘤可压迫膀胱引起尿频、尿急;子宫颈肌瘤可引起排尿困难、尿潴留;子宫后壁肌瘤(峡部或后壁)可引起下腹坠胀不适、便秘等症状。阔韧带肌瘤或宫颈巨型肌瘤向侧方发展嵌入盆腔内压迫输尿管使上泌尿路受阻,形成输尿管扩张甚至发生肾盂积水。

5.其他

常见下腹坠胀、腰酸背痛,经期加重。黏膜下和引起宫腔变形的肌壁间肌瘤可引起不孕或流产。

(二)体征

体征与肌瘤大小,位置,数目及有无变性相关。大肌瘤可在下腹部扪及实质性不规则肿块。妇科检查子宫增大,表面不规则单个或多个结节状突起。浆膜下肌瘤可扪及单个实质性球状肿块与子宫有蒂相连。黏膜下肌瘤位于宫腔内者子宫均匀增大;黏膜下肌瘤脱出子宫颈外口,检查即可看到子宫颈口处有肿物,粉红色,表面光滑,宫颈四周边缘清楚,如伴感染时可有坏死、出血及脓性分泌物。

六、诊断及鉴别诊断

根据病史及体征诊断多无困难。超声是常用的辅助检查手段,能区分子宫肌瘤与其他盆腔肿块。MRI可准确判断肌瘤大小、数目和位置。如有需要,还可选择子宫镜、腹腔镜、子宫输卵管造影等协助诊断。

子宫肌瘤应与下列疾病鉴别。

(一)妊娠子宫

应注意肌瘤囊性变与妊娠子宫先兆流产鉴别。妊娠时有停经史,早孕反应,子宫随停经月份增大变软,借助尿或血HCG测定、超声可确诊。

(二)卵巢肿瘤

多无月经改变,呈囊性位于子宫一侧。注意实质性卵巢肿瘤与带蒂浆膜下肌瘤鉴别,肌瘤囊性变与卵巢囊肿鉴别。注意肿块与子宫的关系,可借助超声协助诊断,必要时腹腔镜检查可明确诊断。

(三)子宫腺肌病

局限型子宫腺肌病类似子宫肌壁间肌瘤,质硬,亦可有经量增多等症状。但子宫腺肌病有继发性渐进性痛经史,子宫多呈均匀增大,超声检查可有助于诊断。有时两者可以并存。

(四)子宫恶性肿瘤

1.子宫肉瘤

好发于围绝经期妇女,生长迅速。多有腹痛、腹部肿块及不规则阴道流血,超声及磁共振检查有助于鉴别。

2.子宫内膜癌

以绝经后阴道流血为主要症状,好发于老年妇女,子宫呈均匀增大或正常,质软。应注意更年期妇女肌瘤可合并子宫内膜癌。诊刮有助于鉴别。

3.宫颈癌

有不规则阴道流血及白带增多或异常阴道排液等症状。可借助于超声检查、宫颈细胞学刮片检查、宫颈活组织检查及分段诊刮等鉴别。

(五)其他

盆腔炎性肿块、子宫畸形等可根据病史、体征及超声检查鉴别。

七、处理

处理应根据患者年龄、生育要求、症状及肌瘤的部位、大小综合考虑。子宫肌瘤的处理可分为：随访观察、药物治疗及手术治疗。

（一）随访观察

无症状的肌瘤患者一般不需治疗，每3～6个月随访一次。若肌瘤明显增大或出现症状可考虑相应的处理。

（二）药物治疗

主要用于减轻症状或术前缩小肌瘤体积。

1.减轻症状的药物

雄激素：可对抗雌激素，使子宫内膜萎缩，作用于子宫平滑肌增强收缩减少出血，每月总量不超过300 mg。

2.术前缩小肌瘤体积的药物治疗

（1）促性腺激素释放激素类似物（gonadotropin-releasing hormone agonist，GnRHa）：采用大剂量连续或长期非脉冲式给药可产生抑制FSH和LH分泌作用，降低雌二醇到绝经水平，可缓解症状并抑制肌瘤生长；但停药后又逐渐增大到原来大小，而且可产生绝经期综合征，骨质疏松等不良反应，故其主要用于：①术前缩小肌瘤，降低手术难度，或使经阴道或腹腔镜手术成为可能；控制症状、有利于纠正贫血；②对近绝经妇女，提前过渡到自然绝经，避免手术。

（2）其他药物：米非司酮可作为术前用药或提前绝经使用，但不宜长期应用。此外，某些中药制剂也可以用于子宫肌瘤的药物治疗。

（三）手术治疗

手术治疗主要用于有严重症状的患者。手术方式包括肌瘤切除术和子宫切除术。手术途径可采用开腹、经阴道、宫腔镜或腹腔镜辅助下手术。

1.肌瘤切除术

适用于希望保留生育功能的患者。多开腹或腹腔镜辅助下切除；黏膜下肌瘤，尤其是0型和Ⅰ型者，多采用子宫镜辅助下切除。

2.子宫切除术

不要求保留生育功能或疑有恶变者，可行子宫切除术，必要时可于术中行冷冻切片组织学检查。术前应行宫颈细胞学筛查，排除宫颈上皮内病变或宫颈癌。发生于围绝经期的子宫肌瘤要注意排除合并子宫内膜癌。

（四）其他治疗

1.子宫动脉栓塞术

子宫动脉栓塞术通过阻断子宫动脉及其分支,减少肌瘤的血供,从而延缓肌瘤的生长,缓解症状。但其可能引起卵巢功能减退并增加潜在的妊娠并发症的风险,故仅选择性地用于部分患者,一般不建议用于有生育要求的患者。

2.磁共振引导聚焦超声

超声波能量产生的焦点热量可使肌瘤蛋白质变性和细胞坏死,从而缩小肌瘤,适用于无生育要求者。

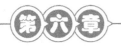

异常妊娠

第一节 早 产

一、早产定义

1961 年 WHO 将早产(preterm birth,PTB)定义在孕龄 37 周以下终止者。1997 年美国妇产科医师学会将早产定义为妊娠 20～37 周分娩者。欧美国家普遍接受的早产孕周下限为 20～24 周。

目前我国采用的早产界定在发生于妊娠满 28～36^{+6} 周的分娩。自发性早产(spontaneous preterm birth,SPB)约占所有早产的 80%;因母胎疾病治疗需要终止妊娠者称医学指征性早产,约占所有早产的 20%。早产儿近期影响包括呼吸窘迫综合征、脑室内出血、支气管肺发育不全、动脉导管持续开放、早产儿视网膜病变、坏死性小肠结膜炎、呼吸暂停、高胆红素血症、低血糖、红细胞减少、视觉和听觉障碍等疾病。远期影响包括脑瘫、慢性肺部疾病、感知和运动障碍、视觉和听觉障碍、学习能力低下等。

二、病因和发病机制

确切的早产病因和发病机制并不清楚。

(一)感染

感染包括局部蜕膜-羊膜炎、细菌性阴道病、全身感染和无症状性菌尿等,以及非细菌性炎症反应。各种炎症通过启动蜕膜-羊膜细胞因子网络系统,增加前列腺素释放,导致早产。

(二)母体紧张、胎儿窘迫以及胎盘着床异常

母体或胎儿的下丘脑-垂体-肾上腺轴异常活跃,导致胎盘及蜕膜细胞分泌

促肾上腺激素释放激素增加,雌激素增加,子宫对缩宫素敏感度增加。

(三)蜕膜出血

导致局部凝血酶及抗凝血酶Ⅲ复合物增加,启动局部细胞因子网络或蛋白分解酶网络或直接引发宫缩。

(四)子宫过度膨胀

多胎妊娠,羊水过多,子宫畸形等。

三、临床表现和诊断

早产分娩发生前可以历经先兆早产、早产临产和难免早产三个阶段。三个阶段主要是从临床方面的宫缩、宫颈变化和病程可否逆转来考虑,截然界限很难分清楚。

(一)先兆早产

出现腹痛、腰酸,阴道流液、流血,宫缩≥6 次/小时,宫颈尚未扩张,但经阴道 B 超测量宫颈长度≤2 cm,或为 2~3 cm,同时胎儿纤维连接蛋白阳性者。

(二)早产临产

宫缩≥6 次/小时,宫颈缩短≥80%,宫颈扩张≥3 cm。

(三)难免早产

早产临产进行性发展进入不可逆转阶段,如规律宫缩不断加强,子宫颈口扩张至 4 cm 或胎膜破裂,致早产不可避免者。

四、处理

(一)高危因素识别

于孕前、孕早期和产前检查时注意对高危因素的警觉,尤其注意叠加因素者。

(1)前次早产史:有早产史的孕妇再发早产风险比一般孕妇高 2.5 倍,前次早产越早,再次早产的风险越高。

(2)宫颈手术史:宫颈锥切、LEEP 手术治疗、反复人工流产扩张宫颈等与早产有关。

(3)子宫、宫颈畸形增加早产风险。

(4)孕妇年龄等:孕妇<17 岁或>35 岁,文化层次低、经济状况差或妊娠间隔短。

(5)孕妇体质:孕妇体质指数<19 kg/m²,或孕前体重<50 kg,营养状况差,工作时间>80 小时/周。

(6)妊娠异常:接受辅助生殖技术后妊娠、多胎妊娠、胎儿异常、阴道流血、羊水过多/过少者。

(7)妊娠期患病:孕妇患高血压病、糖尿病、甲状腺疾病、自身免疫病、哮喘、腹部手术史、有烟酒嗜好或吸毒者。

(8)生殖器官感染:孕妇患细菌性阴道病、滴虫性阴道炎、衣原体感染、淋病、梅毒、尿路感染、严重的病毒感染、宫腔感染。

(9)妊娠 14~28 周,宫颈缩短。

(10)胎儿纤维连接蛋白阳性:妊娠 22~34 周,宫颈或阴道后穹隆分泌物检测胎儿纤维连接蛋白阳性。

(11)生活方式的改变:中国人西方化生活方式。

(二)风险评估和预测

1.妊娠前干预

对有早产史、复发性流产史者在孕前查找原因,必要时进行宫颈内口松弛状况检查。如有生殖系统畸形需要外科手术矫正。指导孕期规律产前检查。

2.妊娠中检测

对疑似宫颈功能不全或存在早产风险因素者,对出现痛性或频繁无痛性子宫收缩、腹下坠或盆腔压迫感、月经样腹绞痛、阴道排液或出血以及腰骶痛等症状时,应联合检测宫颈长度(cervical length,CL)和胎儿纤连蛋白(fetal fibronectin,fFN)预测早产。CL≤2.5 cm 结合 fFN 阳性,48 小时内分娩者 7.9%,7 天内分娩者 13%,预测敏感性、特异性、阳性预测值、阴性预测值分别为 42%、97%、75%、91%。

(三)一般处理

(1)早孕期 B 超检查确定胎龄、了解胎数(如果是双胎应了解绒毛膜性,如果能测 NT 则可了解胎儿非整倍体及部分重要器官畸形的风险)。

(2)对于有早产高危因素者,适时进行针对性预防。

(3)筛查和治疗无症状性菌尿。

(4)平衡饮食,合理增加妊娠期体重。

(5)避免吸烟饮酒、长时间站立和工作时间过长。

(四)抗早产干预措施

1.宫颈环扎术

宫颈环扎术对诊断宫颈功能不全者可于孕 13~14 周后行预防性宫颈环扎术;对于宫颈功能不全所致宫口开大或者胎膜突向阴道时的紧急治疗性环扎是有效的;对有早产史者,如果妊娠 24 周时 CL<2.5 cm 应进行宫颈环扎;对双胎、子宫发育异常、宫颈锥切者,宫颈环扎没有预防早产作用,但应在孕期注意监测。

2.黄体酮的应用

预防早产的黄体酮包括天然黄体酮阴道栓(天然黄体酮凝胶每支 90 mg、微粒化黄体酮胶囊每粒 200 mg)和 17-α 羟孕酮(每支 250 mg,注射剂)。在单胎无早产史孕妇妊娠 24 周 CL<2 cm 时,应用天然孕酮凝胶 90 mg 或微粒化孕酮胶囊 200 mg 每天 1 次阴道给药,从 24 周开始至 36 周,能减少围生期病死率。对单胎以前有早产史者,可应用 17-α 羟孕酮 250 mg 每天 1 次肌内注射,从 16~20 周开始至 36 周。孕酮使用总体安全,但有报道应用 17-α 羟孕酮可增加中期妊娠死胎风险,也增加妊娠糖尿病发病风险。

3.宫缩抑制剂的应用

使用宫缩抑制剂的目的在于延迟分娩,完成促胎肺成熟治疗,以及为孕妇转诊到有早产儿抢救条件的医疗机构赢得时间。宫缩抑制剂只适用于先兆早产和早产临产者、胎儿能存活且无继续妊娠禁忌证者。当孕龄≥34 周时,一般多不再推荐宫缩抑制剂应用。如果没有感染证据,应当对 32 周或 34 周以下 PPROM 患者使用宫缩抑制剂。

(1)钙通道阻滞剂:作用机制是在子宫平滑肌细胞动作电位的复极阶段,选择性地抑制钙内流,使胞质内的钙减少,从而有效地减少子宫平滑肌收缩。常用药物是硝苯地平。不良反应:母体一过性低血压、潮红、头晕、恶心等;胎儿无明显不良反应。禁忌证:左心功能不全、充血性心力衰竭、血流动力学不稳定者。给药剂量:尚无一致看法,通常首剂量为 20 mg,口服,90 分钟后重复 1 次;或 10~20 mg,口服,每 20 分钟 1 次,共 3 次,然后 10~20 mg,每 6 小时 1 次,维持 48 小时。

(2)$β_2$ 受体激动剂:通过作用于子宫平滑肌的 $β_2$ 受体,启动细胞内的腺苷酸环化酶,使 cAMP 增加,降低肌浆蛋白轻链激酶的活性,细胞内钙离子浓度降低,平滑肌松弛。主要有利托君。母体不良反应较多,包括恶心、头痛、鼻塞、低钾、心动过速、胸痛、气短、高血糖、肺水肿,偶有心肌缺血等;胎儿及新生儿的不良反应包括心动过速、低血糖、低血钾、低血压、高胆红素,偶有脑室周围出血等。禁忌证:明显的心脏病、心动过速、糖尿病控制不满意、甲状腺功能亢进。用药剂量:利托君起始剂量为50～100 μg/min静脉滴注,每 10 分钟可增加剂量 50 μg/min,至宫缩停止,最大剂量不超过 350 μg/min,共 48 小时。用药过程中应观察心率及患者的主诉,必要时停止给药。

(3)硫酸镁:从 1969 年开始,硫酸镁作为宫缩抑制剂应用于临床,产前使用硫酸镁可使早产儿脑瘫严重程度及发生率有所降低,有脑神经保护作用,故建议对 32 周前在使用其他宫缩抑制剂抗早产的同时加用硫酸镁。不良反应:恶心、潮热、头痛、视力模糊,严重者有呼吸、心跳抑制。应用硫酸镁过程中要注意呼吸>16 次/分、尿量>25 mL、膝反射存在。否则停用,镁中毒时可静脉注射钙剂解救。给药方法与剂量:硫酸镁负荷剂量 5～6 g,加入 5%葡萄糖溶液100 mL中,30 分钟滴完,此后,1～2 g/h维持,24 小时不超过 30 g。

(4)前列腺素合成酶抑制剂:用于抑制宫缩的前列腺素合成抑制剂是吲哚米辛(非特异性环氧化酶抑制剂)。①母体不良反应:恶心、胃酸反流、胃炎等。②胎儿不良反应:在妊娠 32 周前给药或使用时间不超过 48 小时,则不良反应很小,否则应注意羊水量、动脉导管有无狭窄或提前关闭。③禁忌证:血小板功能不良、出血性疾病、肝功能不良、胃溃疡、对阿司匹林过敏的哮喘。④给药方法:50 mg 口服,或100 mg阴道内或直肠给药,接着以 25 mg 每 4～6 小时给药 1 次,用药时间不超过 48 小时。

(5)催产素受体阻滞剂:阿托西班是一种选择性催产素受体阻滞剂,在欧洲应用较多。不良反应:阿托西班对母儿的不良反应轻微。无明确禁忌证。剂量:负荷剂量 6.75 mg,静脉注射,继之300 μg/min,维持3 小时,接着 100 μg/h,直到 45 小时。

(6)氧化亚氮(nitricoxide,NO)供体制剂:氧化亚氮为平滑肌松弛剂,硝酸甘油为 NO 的供体,用于治疗早产。硝酸甘油的头痛症状较其他宫缩抑制剂发生率要高,但是其他不良反应较轻。其不良反应主要是低血压。

4.糖皮质激素促胎肺成熟

所有≤34 周,估计 7 天内可能发生早产者应当给予 1 个疗程的糖皮质激素治疗:倍他米松 12 mg,肌内注射,24 小时重复 1 次,共 2 次;地塞米松 6 mg,肌内注射,6 小时重复 1 次,共 4 次。如果 7 天前曾使用过 1 个疗程糖皮质激素未分娩,目前仍有 34 周前早产可能,重复 1 个疗程糖皮质激素可以改善新生儿结局。不主张超过 2 个疗程以上的给药。

5.抗生素

对于胎膜完整的早产,预防性抗生素给药不能预防早产,除非分娩在即而下生殖道 GBS 阳性,应当用抗生素预防感染,否则不推荐预防性应用抗生素。

6.联合治疗

早产临产者存在宫缩和宫颈的双重变化,既存在机械性改变又存在生物化学效应,单纯的宫缩抑制剂和单纯的宫颈环扎都不可能有效阻断病程,此时双重阻断突显重要性。此外注意针对病因和风险因素、诱发因素实施相应治疗。

第二节 自 然 流 产

妊娠不足 28 周、胎儿体重不足 1 000 g 而终止者,称为流产。妊娠 12 周前终止者,称为早期流产;妊娠 12 周至不足 28 周终止者,称为晚期流产。根据引起流产动因不同可将流产分为自然流产和人工流产。自然因素导致的流产称为自然流产,机械或药物等人为因素终止妊娠者,称为人工流产。本节内容仅涉及自然流产。自然流产占妊娠总数的 10%~15%,其中 80% 以上为早期流产。

一、病因

(一)胚胎因素

胚胎染色体异常是自然流产常见的原因,在自然流产中,胚胎检查 50%~60% 有染色体异常。夫妻中如一方染色体异常它可传至后代,或导致流产。染色体异常包括数目异常和结构异常。数目异常以三体最常见,其次是单体 X（monosomy X,45X）,如能存活,足月分娩以后即形成特纳综合征。三倍体及四倍体少见,活婴极少,绝大多数极早期流产。结构异常主要是染色体异位、缺失、嵌合体等染色体异常。

(二)母体因素

1.全身疾病

(1)全身感染时高热可促进子宫收缩引起流产,弓形虫、单纯疱疹病毒、巨细胞病毒、流感病毒、支原体、衣原体、梅毒螺旋体等感染可导致流产。

(2)结核和恶性肿瘤不仅导致流产,并可威胁孕妇生命。

（3）严重贫血、心脏病可引起胎儿胎盘单位缺氧，慢性肾炎、高血压可使胎盘发生梗死亦可导致流产。

2.内分泌异常

（1）黄体功能不足：可引起妊娠蜕膜反应不良，影响孕卵着床和发育，导致流产。

（2）多囊卵巢综合征：认为多囊卵巢高浓度的 LH 可能导致卵细胞第二次减数分裂过早完成，从而影响受精和着床过程出现流产。

（3）高催乳素血症：高水平的催乳素可直接抑制黄体颗粒细胞增生及功能。

（4）糖尿病：妊娠早期高血糖可能是造成胚胎畸形的危险因素。

（5）甲状腺功能低下亦可导致流产。

3.生殖器异常

（1）子宫畸形：如单角子宫、双角子宫、双子宫、子宫纵隔等，可影响子宫血供和宫腔内环境造成流产。

（2）宫腔粘连、子宫内膜不足可影响胚胎种植，导致流产。

（3）宫颈功能不全：在解剖上表现为宫颈管过短或宫颈内口松弛，多引发胎膜早破及晚期流产。

4.免疫功能异常

可以是自身免疫引起，由于体内产生过多抗磷脂抗体，其不仅是一种强烈的凝血活性物质，导致血栓形成；同时可直接造成血管内皮细胞损伤，加剧血栓形成，影响胎盘循环，死胎，导致流产。也可以是同种免疫引起，妊娠是半同种移植过程，孕妇免疫系统产生一系列的适应性变化，如产生封闭因子、组织兼容性抗原（HLA），从而对宫内胚胎移植物产生免疫耐受。当免疫抑制因子或封闭因子不足，使胚胎遭受免疫损伤，导致流产。另外，正常妊娠是子宫蜕膜局部出现明显的适应性反应，NK 细胞亚群发生表型转换，如果子宫局部生理性免疫反应不足 NK 细胞仍然以杀伤型为主，这可能直接与流产发生有关。

5.不良习惯

过量吸烟、酗酒、吗啡、海洛因等毒品均可导致流产。

6.创伤刺激

焦虑、紧张、恐吓、忧伤等严重精神刺激，均可导致流产；子宫创伤（手术、直接撞击），性交过度亦可引起流产。

（三）环境因素

过多接触放射线、砷、铅、甲醛、苯、氯丁二烯、氧化乙烯等化学物质，均可引起流产。

二、病理

流产的过程为妊娠物逐渐与子宫剥离直至排出子宫的过程。妊娠 8 周以前的流产，胚胎多已死亡，此时绒毛发育不全，着床还不牢固，妊娠物多可完全排出，标本常是囊胚包于蜕膜内，切开可在胚囊中仅见少量羊水而不见胚胎，有时可见结节状胚、圆柱状胚、发育阻滞胚、肢体畸形及神经营缺陷的胚胎。妊娠 8～12 周时绒毛发育茂盛，与底蜕膜关系较牢固，流产时妊娠物不易完全排出，部分滞留在宫腔内，排出后的妊娠物大体上可分为血肿样或肉样胎块、结节性胎块及微囊型胎盘。妊娠 12 周后，晚期流产的胎儿变化，可见以下几种病理状态：压缩胎儿、纸样胎儿及浸软胎儿，也可以形成肉样胎块，或胎儿钙化后形成石胎。脐带病变则有脐带扭曲、脐带缠绕、脐带打结、过短、过长。

三、临床表现

(一)停经

多数自然流产患者均有停经史。但是，如果妊娠早期发生流产，往往没有明显的停经史。有报道，大约 50％流产是妇女未知已妊娠就发生受精卵死亡和流产。

(二)阴道流血

早期流产患者，由于绒毛和胎膜分离，血窦开放，出现阴道出血；妊娠 8 周以前的流产，阴道出血不多；妊娠 8～12 周时，阴道出血量多，而且持续时间长。妊娠 12 周以后，胎盘已完全形成，流产时如胎盘剥离不全，残留组织影响子宫收缩，血窦开放，可引起大量阴道出血、休克，甚至死亡。胎盘残留过久，形成胎盘息肉，引起反复阴道出血、贫血及继发感染。

(三)腹痛

剥离的胚胎及血液如同异物刺激子宫收缩，排出胚胎，产生阵发性下腹痛。

早期流产时，首先胚胎绒毛与底蜕膜剥离，导致剥离面出血，已分离的胚胎组织如同异物，刺激子宫收缩。因此，表现为先出现阴道出血，后出现腹痛；晚期流产的临床过程与足月产相似，经过阵发性子宫收缩，排出胎儿和胎盘，因此，表现为先出现腹痛，而后阴道流血。

四、临床分型

临床上根据流产发展的不同阶段，分为以下类型。

(一)先兆流产

出现少量阴道出血,常为暗红色或血性白带,无妊娠物排出,继而出现阵发性下腹痛或腰背痛。妇科检查宫颈口未开,胎膜未破,子宫大小与停经周数相符合。经休息及治疗,症状消失,可继续妊娠。如症状加重,可发展为难免流产(图 6-1)。

(二)难免流产

难免流产指流产将不可避免,在先兆流产的基础上,阴道出血增多,似月经量或超月经量,阵发性下腹痛加重,可伴有阴道流液,妇科检查宫颈口已扩张,有时可见妊娠物堵塞于宫颈口内,子宫大小与停经周期相符或略小。B超检查仅见妊娠囊,无胚胎或无胚胎心管搏动(图 6-2)。

(三)不全流产

部分妊娠物排出宫腔,部分仍残留在宫腔内或嵌顿于宫颈口内,或胎儿排出后胎盘滞留宫腔或嵌顿于宫颈口内。由于宫内残留物影响子宫收缩,故阴道出血量多,甚至休克。妇科检查可见宫颈口已扩张,有妊娠物嵌顿和持续的血液流出,子宫小于停经周数(图 6-3)。

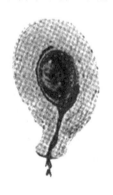 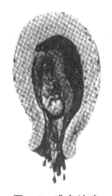 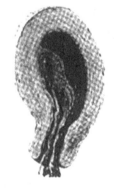

图 6-1　先兆流产　　　　图 6-2　难免流产　　　　图 6-3　不全流产

(四)完全流产

妊娠物已经完全从宫腔排出,阴道出血明显减少并逐渐停止,腹痛缓解。常常发生妊娠 8 周以前。妇科检查宫颈口已关闭,子宫大小接近正常。

上述流产类型,临床发展过程,如图 6-4。

此外流产有以下 3 种特殊情况。

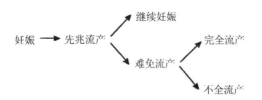

图 6-4 流产的发展过程示意图

(五)稽留流产

稽留流产指胚胎或胎儿已死亡,未及时排出,而滞留于宫腔。临床表现:早孕反应消失,有先兆流产症状或无任何症状;子宫不再增大反而缩小。若已到妊娠中期,孕妇腹部不继续增大,胎动消失。妇科检查宫颈口未开,子宫质地不软,未闻及胎心。

(六)复发性流产

复发性流产指连续自然流产 3 次或 3 次以上者。其特点为每次流产多发生于同一妊娠月份,临床经过与一般流产相同。引起早期流产的原因,多是胚胎染色体异常、孕妇免疫功能异常、黄体功能不足、甲状腺异常等。引起晚期流产的常见原因,有子宫畸形或发育不良、宫颈内口松弛、子宫肌瘤等。宫颈内口松弛引起的流产常发生在妊娠中期,随着胎儿长大,羊水增多,宫腔内压力增加,羊膜囊突到宫颈内口,宫颈管逐渐扩张、缩短。多数患者无自觉症状,一旦胎膜破裂,胎儿随即娩出。

(七)感染性流产

流产过程中,阴道出血时间过长或者宫腔有胚胎组织残留,引起宫腔内感染,严重时扩展到盆腔、腹腔,甚至全身,引起盆腔炎、腹膜炎、败血症以及感染性休克。

五、诊断

根据病史、临床表现及妇科检查做出初步诊断,然后通过辅助检查确诊流产的临床类型。

(一)病史

详细询问患者有无停经及早孕反应以及出现的时间,阴道出血的量及持续时间,有无阴道排液和妊娠物排出;有无腹痛,腹痛的部位、性质、程度;了解有无发热、阴道分泌物有无臭味,有无流产史。

(二)体格检查

测量体温、脉搏、呼吸、血压。有无贫血及感染征象。消毒外阴后行妇科检查,了解宫颈有无糜烂及息肉,出血来自糜烂而、息肉还是宫腔,注意宫颈口是否扩张,有无羊膜囊膨出,有无妊娠物堵塞,子宫大小是否与停经周数相符,有无压痛;双附件有无压痛、增厚或包块。疑为先兆流产患者操作应轻柔。

(三)辅助检查

1.B 超波检查

测定妊娠囊的大小、形态,有无胎芽、胎心搏动,可辅助诊断流产类型。若妊娠囊形态异常或位置下移,提示预后不良。附件的检查有助于异位妊娠的鉴别诊断。同时 B 超的连续检测也有很大的意义,如仅见胎囊,而迟迟不见胎芽,或仅见胎芽,而迟迟不见胎心出现,均提示预后不良。

2.妊娠试验

早孕试纸法,可判断是否妊娠。连续进行血 β-HCG 定量检测,观察其动态变化,有助于流产的诊断和预后判断。妊娠 6~8 周时,血 β-HCG 是以每天 66% 速度增加,如果 48 小时增加不到 66%,则提示妊娠预后不良。

3.其他

测定血黄体酮水平,人胎盘催乳素有益于判断妊娠预后。复发性流产的患者有条件,可行妊娠物的染色体检查。

六、鉴别诊断

首先,鉴别流产的类型,见表 6-1。早期自然流产应与异位妊娠、葡萄胎、功能性子宫出血及子宫肌瘤等疾病相鉴别。

表 6-1　流产类型的鉴别诊断

类型	病史			妇科检查	
	出血量	下腹痛	组织排出	宫颈口	子宫大小
先兆流产	少	无或轻	无	关闭	与孕周相符
难免流产	增多	加重	无	松弛或扩张	相符或略小
不全流产	多	减轻	有	扩张、有组织堵塞	小于孕周
完全流产	少或无	无	全部排出	关闭	正常或略大

七、处理

应根据流产类型的不同进行相应处理。

(一)先兆流产

处理原则:保胎治疗,可辅以 B 超和动态血 β-HCG、黄体酮监测下以便了解胚胎发育情况,避免盲目保胎造成稽留流产。若 B 超提示胚胎发育不良,血 β-HCG 持续不升或下降,表明流产不可避免,应终止妊娠。

1.休息镇静

应卧床休息,禁止性生活,对精神紧张者可给予少量对胎儿无害的镇静剂。

2.激素治疗

对黄体功能不全引起的先兆流产者,可给予黄体酮 10~20 mg,每天或隔天肌内注射 1 次。或绒毛膜促性腺激素 HCG 2 000~3 000 U,隔天肌内注射 1 次。症状缓解后 5~7 天停药。

3.其他药物治疗

维生素 E 为抗氧化剂,有利于胚胎发育,每天 100 mg 口服。基础代谢率低者可口服甲状腺素片,每天 1 次,每次 40 mg。

4.晚期先兆流产的治疗

可给予硫酸舒喘灵 2.4~4.8 mg 口服,每天 4 次;前列腺素合成酶抑制剂,吲哚美辛 25 mg 口服,每天 3 次。

(二)难免流产

处理原则:确诊后尽早使妊娠物排出。

(1)妊娠子宫<8 周,可直接行刮宫术。

(2)妊娠子宫>8 周,可用缩宫素 10~20 U 加于 5%葡萄糖注射液 500 mL 中静脉滴注,或使用米非司酮和米索前列醇,促进子宫收缩,使胚胎组织排出。出血多者可行刮宫术。

(3)出血多,伴休克者,应在纠正休克同时行清宫术。

(4)清宫后要对刮出物仔细检查,注意胚胎组织是否完整,并送病理检查,必要时做胚胎染色体检查。术后可行 B 超检查。

(5)术后应用抗生素预防感染,出血多者可使用缩宫素肌内注射以减少出血。

(三)不全流产

处理原则:一旦确诊,立即清宫。

(1)出血多合并休克者,应抗休克同时行清宫术。

(2)刮宫标本应送病理检查;术后常规使用抗生素、行 B 超检查。

（四）完全流产

行 B 超检查，如宫腔无残留物而且没有感染，可不予特殊处理。

（五）稽留流产

处理原则：凝血功能检查，预处理后清宫。

（1）死亡的胚胎及胎盘组织在宫腔内稽留过久，可导致凝血功能障碍，可能发生弥散性血管内凝血（disseminated intravascular coagulation，DIC）。因此，应首先检查血常规、出凝血时间、血纤维蛋白原、凝血酶原时间、血浆鱼精蛋白副凝试验（3P 试验）等。

（2）若凝血功能正常，在备血、输液条件下行刮宫术；若凝血功能异常，可用肝素、纤维蛋白原、新鲜血、血小板等纠正后再行刮宫术。

（3）稽留流产时，妊娠物及胎盘组织与子宫壁粘连较紧，清宫困难，为提高子宫肌层对缩宫素的敏感性，刮宫前可口服炔雌醇 1 mg，每天 2 次，连用 5 天，或苯甲酸雌二醇 2 mg 肌内注射，每天 2 次，连用 3 天，可提高子宫肌对缩宫素的敏感性。子宫<12 孕周者，可行刮宫术，术中肌内注射缩宫素，手术应特别小心，避免子宫穿孔，1 次不能刮净，于 5～7 天后再次刮宫。子宫>12 孕周者，可使用米非司酮（RU486）加米索前列醇，或静脉滴注缩宫素，促使胎儿、胎盘排出。

（4）术后常规使用抗生素、行 B 超复查。

（六）复发性流产

处理原则：针对病因进行治疗。

（1）染色体异常的夫妇孕前进行咨询，确定可否妊娠；明确女方有无生殖道畸形、肿瘤、宫腔粘连等，妊娠前施行矫正手术，还可行丈夫精液检查。

（2）黄体功能不全者，妊娠后给黄体酮 20～40 mg，每天 1 次肌内注射，也可口服黄体酮，或使用黄体酮阴道制剂，用药至孕 12 周时即可停药。

（3）宫颈口松弛者应在妊娠 14～18 周时行宫颈环扎术，术后定期随诊，待分娩前拆除缝线。若环扎术后有流产征象，治疗失败时，及时拆除缝线，避免造成宫颈裂伤。

（4）免疫治疗：对不明原因的复发性流产患者行主动免疫治疗，将丈夫或他人的淋巴细胞在女方前臂内侧或臀部作多点皮下注射，妊娠前注射 2～4 次，妊娠早期加强免疫 1～3 次，妊娠成功率达 86% 以上。

（七）感染性流产

处理原则：迅速控制感染，尽快清除宫内残留物。

(1)轻度感染或阴道出血多,可在静脉滴注有效抗生素的同时进行刮宫,以达到止血的目的。

(2)感染较严重但出血不多时,可用广谱抗生素控制感染后再行刮宫术。刮宫时可用卵圆钳夹出残留组织,忌用刮匙全面搔刮,以免感染扩散。术后继续用广谱抗生素,待感染控制后再行彻底刮宫。

(3)对已合并感染性休克者,应积极进行抗休克治疗,待病情稳定后再行彻底刮宫;感染严重或盆腔脓肿形成,应行引流手术,必要时切除子宫。

第三节　异位妊娠

正常妊娠时受精卵着床于子宫体腔内膜生长发育,若受精卵在子宫体腔以外着床称异位妊娠。异位妊娠根据受精卵种植的部位不同,分为输卵管妊娠、宫颈妊娠、卵巢妊娠、腹腔妊娠、阔韧带妊娠等,其中以输卵管妊娠最常见,占异位妊娠的90%～95%。异位妊娠是妇产科常见的急腹症之一,发生率约为1%,并有逐年增高的趋势,是孕产妇主要死亡原因之一,一直被视为是具有高度危险的妊娠早期并发症。

一、概述

输卵管妊娠是指受精卵在输卵管的某一部分着床并发育,其中壶腹部最多见,占50%～70%,其次为峡部,占25%～30%,伞部、间质部妊娠较少见。

二、病因

在正常情况下卵子在输卵管壶腹部受精,然后受精卵在输卵管内缓慢移动,经历3～4天的时间进入宫腔。任何因素促使受精卵运行延迟,干扰受精卵的发育、阻碍受精卵及时进入宫腔都可以导致输卵管妊娠。

(一)输卵管异常

输卵管异常包括结构和功能上的异常,是引起异位妊娠的主要原因。

1.慢性输卵管炎

输卵管管腔狭窄,呈通而不畅的状态,影响受精卵的正常运行。

2.输卵管发育异常

影响受精卵运送过程及着床。

3.输卵管手术

输卵管妊娠保守性治疗、输卵管整形术、输卵管吻合术等以后,均可引起输卵管妊娠。

4.输卵管周围疾病

不仅引起输卵管周围粘连,而且引起相关的内分泌异常、免疫异常以及盆腔局部前列腺水平、巨噬细胞数量异常使输卵管痉挛、蠕动异常。

(二)受精卵游走

卵子在一侧输卵管受精,经宫腔进入对侧输卵管后着床(受精卵内游走);或游走于腹腔内,被对侧输卵管捡拾(受精卵外游走),由于游走时间较长,受精卵发育增大,故着床于对侧输卵管而形成输卵管妊娠。

(三)避孕失败

1.宫内节育器

一旦带器妊娠则输卵管妊娠的可能性增加。

2.口服避孕药

低剂量的纯孕激素不能有效地抑制排卵,却能影响输卵管的蠕动,可能引起输卵管妊娠。应用大剂量雌激素的事后避孕,如果避孕失败,输卵管妊娠的可能性增加。

(四)辅助生育技术

辅助生育技术如人工授精、促排卵药物的应用、体外受精-胚胎移植、配子输卵管移植等应用后,输卵管妊娠的危险性增加。有报道施行辅助生育技术后输卵管妊娠的发生率约为5%。

(五)其他

内分泌异常、精神紧张、吸烟等也可导致输卵管蠕动异常或痉挛而发生输卵管妊娠。

三、病理

(一)输卵管妊娠流产

多见于妊娠8~12周输卵管壶腹部妊娠。受精卵逐渐长大向管腔膨出,以发育不良的蜕膜组织为主形成的包膜难以承受胚胎的膨胀张力,胚胎及绒毛自管壁附着处分离,落入管腔。由于比较接近伞端,通过逆蠕动挤入腹腔,则为输卵管完全流产,流血往往不多。如受精卵仅有部分剥离排出,部分绒毛仍残留管腔内,形成输卵管不全流产。

(二)输卵管妊娠破裂

多见于输卵管峡部妊娠,少数发生于输卵管间质部妊娠。输卵管峡部管腔狭窄,故发病时间较早,多在妊娠 6 周左右。绒毛侵蚀输卵管后穿破管壁,胚胎由裂口流出。输卵管肌层血管丰富。因此输卵管妊娠破裂的内出血较输卵管妊娠流产者严重,可致休克。亦可反复出血在阔韧带、盆腔和腹腔内形成较大的血肿。输卵管间质部局部肌肉组织较厚,妊娠可达 12～16 周才发生输卵管破裂,此处血管丰富,一旦破裂出血极为严重,可危及生命。

输卵管妊娠流产或破裂患者中,部分患者未能及时治疗,由于反复腹腔内出血,形成血肿,以后胚胎死亡,内出血停止,血肿机化变硬,与周围组织粘连,临床上称陈旧性宫外孕。

四、临床表现

输卵管妊娠的临床表现与病变部位、有无流产或破裂、发病缓急以及病程长短有关。典型临床表现包括停经、腹痛及阴道流血。

(一)症状

1.停经

除输卵管间质部妊娠停经时间较长外,多数停经 6～8 周。少数仅月经延迟数天,20％～30％的患者无明显停经史,将异位妊娠时出现的不规则阴道流血误认为月经,或由于月经过期仅数天而不认为是停经。

2.腹痛

95％以上的患者以腹痛为主诉就诊。输卵管妊娠未发生流产或破裂前由于胚胎生长使输卵管膨胀而产生一侧下腹部隐痛或胀痛。当发生输卵管妊娠流产或破裂时,突感一侧下腹部撕裂样疼痛,常伴有恶心、呕吐。内出血积聚在子宫直肠陷凹,刺激直肠产生肛门坠胀感,进行性加重。随着病情的发展,疼痛可扩展至整个下腹部,甚至引起胃部疼痛或肩部放射性疼痛。血液刺激横膈,可出现肩胛部放射痛。

3.阴道流血

多为不规则点滴状流血,量较月经少,色暗红,5％的患者阴道流血量较多。流血可发生在腹痛出现前,也可发生在其后。阴道流血表明胚胎受损或已死亡,导致 HCG 下降,卵巢黄体分泌的激素难以维持蜕膜生长而发生剥离出血。一般常在异位妊娠病灶去除后才能停止。也有无阴道流血者。

4.晕厥与休克

其发生与内出血的速度和量有关。出血越多越快症状出现越迅速越严重。由于骤然内出血及剧烈腹痛,患者常感头晕眼花,恶心呕吐,心慌,并出现面色苍白,四肢发冷乃至晕厥,诊治不及时将死亡。

(二)体征

1.一般情况

内出血较多者呈贫血貌。大量出血时脉搏细速,血压下降。体温一般正常,休克患者体温略低。病程长、腹腔内血液吸收时可有低热。如合并感染,则体温可升高。

2.腹部检查

一旦发生内出血,腹部多有明显压痛及反跳痛,尤以下腹患侧最为显著,但腹肌紧张较轻。腹部叩诊可有移动性浊音,内出血多时腹部丰满膨隆。

3.盆腔检查

阴道内可有来自宫腔的少许血液,子宫颈着色可有可无,停经时间较长未发生内出血的患者子宫变软,但增大不明显,部分患者可触及膨胀的输卵管,伴有轻压痛。一旦发生内出血宫颈有明显的举痛或摇摆痛,此为输卵管妊娠的主要体征之一,是因加重对腹膜的刺激所致。内出血多时后穹隆饱满触痛,子宫有漂浮感。血肿多位于子宫后侧方或子宫直肠陷凹处,其大小、形状、质地常有变化,边界可不清楚。病程较长时血肿与周围组织粘连形成包块,机化变硬,边界逐渐清楚,当包块较大、位置较高时可在下腹部摸到压痛的肿块。

五、诊断要点

根据上述临床表现,有典型破裂症状和体征的患者诊断并不困难,无内出血或症状不典型者则容易被忽略或误诊。当诊断困难时,可采用以下辅助诊断方法。

(一)妊娠试验

β-HCG 测定是早期诊断异位妊娠的重要方法,动态监测血 HCG 的变化,对诊断或鉴别宫内或宫外妊娠价值较大。由于异位妊娠时,患者体内的 β-HCG 水平较宫内妊娠低,正常妊娠时血 β-HCG 的倍增在 48 小时上升 60% 以上,而异位妊娠 48 小时上升 <50%。采用灵敏度较高的放射免疫法测定血 β-HCG,该实验可进行定量测定,对保守治疗的效果评价具有重要意义。

(二)超声诊断

超声诊断已成为诊断输卵管妊娠的重要方法之一。输卵管妊娠的声像特点:①子宫内不见妊娠囊,内膜增厚;②宫旁一侧可见边界不清、回声不均匀的混合性包块,有时可见宫旁包块内有妊娠囊、胚芽及原始血管搏动,为输卵管妊娠的直接证据;③子宫直肠陷凹处有积液。由于子宫内有时可见假妊娠囊,易误诊为宫内妊娠。

(三)阴道后穹隆穿刺术或腹腔穿刺术

阴道后穹隆穿刺术或腹腔穿刺术是简单可靠的诊断方法,适用于疑有腹腔内出血的患者。由于子宫直肠陷凹是盆腔的最低点,少量出血即可积聚于此,当疑有内出血时,可用穿刺针经阴道后穹隆抽吸子宫直肠陷凹,若抽出物为陈旧性血液或暗红色血液放置10分钟左右仍不凝固,则内出血诊断较肯定。内出血量少,血肿位置较高,子宫直肠陷凹有粘连时,可能抽不出血,故穿刺阴性不能否定输卵管妊娠的存在。如有移动性浊音,亦可行腹腔穿刺术。

(四)腹腔镜检查

适用于早期病例及诊断困难者。大量内出血或休克患者禁用。近年来,腹腔镜在异位妊娠中的应用日益普及,不仅可用于诊断,而且可用于治疗。

(五)子宫内膜病理检查

目前很少依靠诊断性刮宫协助诊断,只是对阴道流血较多的患者用于止血并借此排除宫内妊娠。病理切片中见到绒毛,可诊断为宫内妊娠,仅见蜕膜未见绒毛有助于诊断异位妊娠。

六、治疗方案

输卵管妊娠的治疗方法有:手术治疗和非手术治疗。根据病情缓急,采取相应处理。内出血多,出现休克时,应快速备血、建立静脉通道、输血、吸氧等休克治疗,并立即进行手术。快速开腹后,迅速以卵圆钳钳夹患侧输卵管病灶,暂时控制出血,同时快速输血输液,纠正休克,清除腹腔积血后,视病变情况采取根治性或保守性手术方式。对于无内出血或仅有少量内出血、无休克、病情较轻的患者,可采用药物治疗或手术治疗。近年来,由于阴道超声检查、血 β-HCG 水平测定的广泛应用,80%的异位妊娠可以在未破裂前得到诊断,早期诊断给保守治疗创造了条件。因此,目前处理更多地趋向于保守性治疗,腹腔镜微创技术和药物治疗已成为输卵管妊娠治疗的主流。

(一)手术治疗

手术治疗是输卵管妊娠的主要治疗方法。如有休克,应在抗休克治疗的同时尽快手术,手术方式可开腹进行,也可在腹腔镜下进行。

1.根治性手术

对无生育要求的输卵管妊娠破裂者,可行患侧输卵管切除。开腹后迅速找到出血点,立刻钳夹止血,再进行患侧输卵管切除术,尽可能保留卵巢。腹腔镜下可以使用双极电凝、单极电凝及超声刀等切除输卵管。输卵管间质部妊娠手术应作子宫角部楔形切除及患侧输卵管切除,必要时切除子宫。

休克患者应尽量缩短手术时间。腹腔游离血多者可回收进行自体输血,但要求此类患者:①停经<12周,胎膜未破;②内出血<24小时;③血液未受污染;④镜检红细胞破坏率<30%。回收血操作时应严格遵守无菌原则,如无自体输血设备,每100 mL血液加3.8%枸橼酸钠10 mL(或肝素600 U)抗凝,经8层纱布过滤后回输。为防止枸橼酸中毒,每回输400 mL血液,应补充10%葡萄糖酸钙10 mL。

2.保守性手术

主要用于未产妇,以及生育能力较低但又需保留其生育能力的妇女。包括:①年龄<35岁,无健康子女存活,或一侧输卵管已被切除;②患者病情稳定,出血不急剧,休克已纠正;③输卵管无明显炎症、粘连,无大范围输卵管损伤者。

手术仅清除妊娠物而保留输卵管。一般根据病变累及部位及其损伤程度选择术式,包括输卵管伞端妊娠物挤出、输卵管切开妊娠物清除、输卵管造口(开窗)妊娠物清除及输卵管节段切除端端吻合:①输卵管伞端妊娠物挤出术。伞部妊娠可挤压妊娠物自伞端排出,易导致持续性异位妊娠,应加以注意。②输卵管线形切开术(开窗造口术)。切开输卵管取出胚胎后缝合管壁,是一种最适合输卵管妊娠的保守性手术。适应证:患者有生育要求,生命体征平稳;输卵管的妊娠囊直径<6 cm;输卵管壶腹部妊娠者更适宜。禁忌证:输卵管妊娠破裂大出血,患者明显呈休克状态者。腹腔镜下可于局部注射稀释的垂体后叶素盐水或肾上腺素盐水,电凝切开的膨大部位,然后用电针切开输卵管1 cm左右,取出妊娠物,检查输卵管切开部位有无渗血,用双极电凝止血,切口可不缝合或仅缝合一针。③节段切除端端吻合输卵管成形术。峡部妊娠则可切除病灶后再吻合输卵管,操作复杂,效果不明确,临床很少用。

对于输卵管妊娠行保守性手术,若术中未完全清除囊胚,或残留有存活的滋养细胞而继续生长,导致术后发生持续性异位妊娠风险增加。术后需β-HCG严密随访,可结合 B 超检查。治疗以及时给予 MTX 化疗效果较好,如有腹腔大量内出血,需行手术探查。

(二)药物治疗

一些药物抑制滋养细胞,促使妊娠物最后吸收,避免手术及术后的并发症。

(1)适应证:①无药物治疗禁忌证;②患者生命体征平稳无明显内出血情况;③输卵管妊娠包块直径≤4 cm;④血 β-HCG<2 000 IU/L。输卵管妊娠保守性手术失败:输卵管开窗术等保守性手术后 4%～10% 患者可能残留绒毛组织,异位妊娠持续存在,药物治疗可避免再次手术。

(2)禁忌证:患者如出现明显的腹痛已非早期病例,腹痛与异位包块的张力及出血对腹膜的刺激以及输卵管排异时的痉挛性收缩有关,常是输卵管妊娠破裂或流产的先兆;如 B 超已观察到有胎心,不宜药物治疗;有认为血 β-HCG<5 000 IU/L均可选择药物治疗,但 β-HCG 的水平反映了滋养细胞增殖的活跃程度,随其滴度升高,药物治疗失败率增加;严重肝肾疾病或凝血机制障碍为禁忌证。

(3)目前用于药物治疗异位妊娠主要适用于早期输卵管妊娠,要求保留生育能力的年轻患者。

甲氨蝶呤(MTX)治疗:MTX 为药物治疗首选。MTX 口服:0.4 mg/kg,每天 1 次,5 天为 1 个疗程。目前仅用于保守性手术治疗失败后持续性输卵管妊娠的辅助治疗。MTX 肌内注射:单次给药,剂量为50 mg/m²,肌内注射 1 次,可不加用四氢叶酸,成功率达 87% 以上;分次给药,MTX 0.4 mg/kg,肌内注射,每天 1 次,共 5 次。局部用药:局部注射具有用量小、疗效高、可提高局部组织的 MTX 浓度,有利于杀胚和促进胚体吸收等优点。①可采用在 B 超引导下穿刺,将 MTX 直接注入输卵管的妊娠囊内。②可在腹腔镜直视下穿刺输卵管妊娠囊,吸出部分囊液后,将 MTX10～50 mg 注入其中,适用于未破裂输卵管,血肿直径≤3 cm,血 β-HCG≤2 000 IU/mL 者。③宫腔镜直视下,经输卵管开口向间质部内注射 MTX,MTX 10～30 mg 稀释于生理盐水 2 mL 中,经导管注入输卵管内。监测指标:用药后 2 周内,宜每隔 3 天复查 β-HCG 及 B 超。β-HCG 呈下降趋势并三次阴性,症状缓解或消失,包块缩小为有效。若用药后一周 β-HCG 下降 15%～25%、B 超检查无变化,可考虑再次用药。β-HCG 下降<15%,症状不缓解或反而加重,或有内出血,应考虑手术治疗。用药后 5 周,β-HCG 也可为低值(<15 mIU/mL),也有至用药 15 周以上者血 β-HCG 才降至正常,故用药 2 周后应每周复查 β-HCG,直至降至正常范围。

MTX 的药物效应：①反应性血 β-HCG 升高。用药后 1～3 天半数患者血 β-HCG 升高，4～7 天时下降。②反应性腹痛。用药后 1 周左右，约半数患者出现一过性腹痛，多于 4～12 小时内缓解，可能系输卵管妊娠流产所致，应仔细鉴别，不要误认为是治疗失败。③附件包块增大，约 50% 患者存在。④异位妊娠破裂。与血 β-HCG 水平无明显关系，应及时发现，及时手术。

MTX 的药物不良反应：MTX 全身用药不良反应发生率在 10%～50%。主要表现在消化系统和造血系统，有胃炎、口腔炎、转氨酶升高、骨髓抑制等。多次给药不良反应高于单次给药，局部用药则极少出现上述反应。MTX 对输卵管组织无伤害，治疗后输卵管通畅率达 75%。

氟尿嘧啶治疗：氟尿嘧啶是对滋养细胞极为敏感的化疗药物。在体内转变成氟尿嘧啶脱氧核苷酸，抑制脱氧胸苷酸合成酶，阻止脱氧尿苷酸甲基化转变为脱氧胸苷酸，从而干扰 DNA 的生物合成，致使滋养细胞死亡。

局部注射给药途径同 MTX，可经宫腔镜、腹腔镜或阴道超声引导注射，剂量为全身用药量的 1/4 或 1/5，1 次注射氟尿嘧啶 250 mg。宫腔镜下行输卵管插管，注入氟尿嘧啶可使药物与滋养细胞直接接触，最大限度地发挥其杀胚胎作用。此外由于液压的机械作用，药液能有效地渗入输卵管壁和滋养层之间，促进滋养层的剥离，细胞坏死和胚胎死亡。氟尿嘧啶虽可杀死胚胎，但对输卵管的正常组织却无破坏作用，病灶吸收后可保持输卵管通畅。

其他药物治疗：①米非司酮为黄体期黄体酮拮抗剂，可抑制滋养层发育，用法不一，口服 25～100 mg/d，共 3～8 天或 25 毫克/次，每天 2 次，总量 150 mg 或 200～600 mg 1 次服用。②局部注射前列腺素，尤其是 $PGF_{2\alpha}$，能增加输卵管的蠕动及输卵管动脉痉挛，是一种溶黄体剂，使黄体产生的黄体酮减少，可在腹腔镜下将 $PGF_{2\alpha}$ 0.5～1.5 mg 注入输卵管妊娠部位和卵巢黄体部位治疗输卵管妊娠，如用量大或全身用药，易产生心血管不良反应。③氯化钾相对无不良反应，主要作用于心脏，可引起心脏收缩不全和胎儿死亡，可用于有胎心搏动的异位妊娠的治疗及宫内宫外同时妊娠，保留宫内胎儿。④高渗葡萄糖局部注射，引起局部组织脱水和滋养细胞坏死，进而使妊娠产物吸收。

此外，中医采用活血化瘀，消症杀胚药物，也有一定疗效。

(三)期待疗法

少数输卵管妊娠可能发生自然流产或溶解吸收自然消退，症状较轻无须手术或药物治疗。适应证：①无临床症状或症状轻微；②随诊可靠；③输卵管妊娠包块直径<3 cm；④血 β-HCG<1 000 IU/L，且持续下降；⑤无腹腔内出血。

无论药物治疗还是期待疗法,必须严格掌握指征,治疗期间密切注意临床表现、生命征,连续测定血β-HCG、B超、血红蛋白含量和红细胞计数。如连续2次血β-HCG不下降或升高,不宜观察等待,应积极处理。个别病例血β-HCG很低时仍可能破裂,需警惕。

输卵管间质部妊娠、严重腹腔内出血、保守治疗效果不佳均应及早手术。手术治疗和非手术治疗均应注意合理使用抗生素。

(四)输卵管妊娠治疗后的生殖状态

1.生育史

既往有生育力低下或不育史者,输卵管妊娠治疗后宫内妊娠率为37%～42%,再次异位妊娠率增加8%～18%。

2.对侧输卵管情况

对侧输卵管健康者,术后宫内妊娠率和再次异位妊娠率分别为75%和9%左右,对侧输卵管有粘连或损伤者为41%～56%和13%～20%。

3.开腹手术和腹腔镜手术

近年大量研究表明,两者对异位妊娠的生殖状态没有影响。

4.输卵管切除与输卵管保留手术

输卵管保守性手术(线形切开、造口、开窗术、妊娠物挤除),存在持续性异位妊娠发生率为5%～10%。

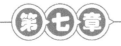

异 常 分 娩

第一节 产道异常

产道包括骨产道(骨盆腔)与软产道(子宫下段、宫颈、阴道、外阴),是胎儿经阴道娩出的通道。产道异常可使胎儿娩出受阻,临床上以骨产道异常多见。

一、骨产道异常

骨盆径线过短或形态异常,致使骨盆腔小于胎先露部可通过的限度,阻碍胎先露部下降,称骨盆狭窄。狭窄骨盆可以为一个径线过短或多个径线同时过短,也可为一个平面狭窄或多个平面同时狭窄。当一个径线狭窄时要观察同一个平面其他径线的大小,再结合整个骨盆腔大小与形态进行综合分析,做出正确判断。

(一)分类

1. 骨盆入口平面狭窄

骨盆入口平面狭窄以扁平骨盆为代表,主要为入口平面前后径过短。狭窄分3级:Ⅰ级(临界性),绝大多数可以自然分娩,骶耻外径 18 cm,真结合径10 cm;Ⅱ级(相对性),经试产来决定可否经阴道分娩,骶耻外径16.5~17.5 cm,真结合径 8.5~9.5 cm;Ⅲ级(绝对性),骶耻外径≤16.0 cm,真结合径≤8.0 cm,足月胎儿不能经过产道,必须行剖宫产终止妊娠。在临床中常遇到的是前两种,我国妇女常见以下两种类型。

(1)单纯扁平骨盆:骨盆入口前后径缩短而横径正常。骨盆入口呈横扁圆形,骶岬向前下突。

(2)佝偻病性扁平骨盆:骨盆入口呈肾形,前后径明显缩短,骨盆出口横径变宽,骶岬前突,骶骨下段变直向后翘,尾骨呈钩状突向骨盆出口平面。髂骨外展,髂棘间径≥髂嵴间径,耻骨弓角度增大(图7-1)。

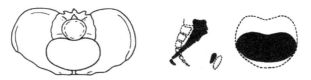

图7-1 佝偻病性扁平骨盆

2.中骨盆及骨盆出口平面狭窄

狭窄分3级。Ⅰ级(临界性):坐骨棘间径10 cm,坐骨结节间径7.5 cm;Ⅱ级(相对性):坐骨棘间径8.5~9.5 cm,坐骨结节间径6.0~7.0 cm;Ⅲ级(绝对性):坐骨棘间径≤8.0 cm,坐骨结节间径≤5.5 cm。我国妇女常见以下两种类型。

(1)漏斗骨盆:骨盆入口各径线值均正常,两侧骨盆壁向内倾斜似漏斗得名。其特点是中骨盆及骨盆出口平面均明显狭窄,使坐骨棘间径、坐骨结节间径均缩短,耻骨弓角度<90°。坐骨结节间径与出口后矢状径之和<15 cm。

(2)横径狭窄骨盆:骨盆各横径径线均缩短,各平面前后径稍长,坐骨切迹宽,测量骶耻外径值正常,但髂棘间径及髂嵴间径均缩短。中骨盆及骨盆出口平面狭窄,产程早期无头盆不称征象,当胎头下降至中骨盆或骨盆出口时,常不能顺利地转成枕前位,形成持续性枕横位或枕后位造成难产。

3.均小骨盆

骨盆外形属女型骨盆,但骨盆各平面均狭窄,每个平面径线较正常值小2 cm或更多,称均小骨盆。多见于身材矮小、体形匀称的妇女。

4.畸形骨盆

骨盆失去正常形态称畸形骨盆。

(1)骨软化症骨盆:现已罕见。系因缺钙、磷、维生素D以及紫外线照射不足使成人期骨质矿化障碍,被类骨质组织所代替,骨质脱钙、疏松、软化。由于受躯干重力及两股骨向内上方挤压,使骶岬向前,耻骨联合前突,坐骨结节间径明显缩短,骨盆入口平面呈凹三角形(图7-2)。严重者阴道不能容两指,一般不能经阴道分娩。

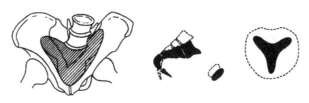

图7-2 骨软化症骨盆

（2）偏斜型骨盆：系骨盆一侧斜径缩短，一侧髂骨翼与髋骨发育不良所致骶髂关节固定，以及下肢及髂关节疾病（图7-3）。

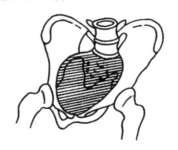

图7-3 偏斜型骨盆

(二)临床表现

1.骨盆入口平面狭窄的临床表现

（1）胎头衔接受阻：一般情况下初产妇在妊娠末期，即预产期前1～2周或临产前胎头已衔接，即胎头双顶径进入骨盆入口平面，颅骨最低点达坐骨棘水平。若入口狭窄，即使已经临产，胎头仍未入盆，经检查胎头跨耻征阳性。胎位异常，如臀先露、面先露或肩先露的发生率是正常骨盆的3倍。

（2）若已临产，根据骨盆狭窄程度、产力强弱、胎儿大小及胎位情况不同，临床表现也不一样。①骨盆临界性狭窄：若胎位、胎儿大小及产力正常，胎头常以矢状缝在骨盆入口横径衔接，多取后不均倾势，即后顶骨先入盆，后顶骨逐渐进入骶凹处，再使前顶骨入盆，则于骨盆入口横径上成头盆均倾势。临床表现为潜伏期活跃早期延长，活跃后期产程进展顺利。若胎头迟迟不入盆，此时常出现胎膜早破，其发生率为正常骨盆的4～6倍。由于胎膜早破母儿可发生感染。胎头不能紧贴宫颈内口诱发宫缩，常出现继发性宫缩乏力。②骨盆绝对性狭窄：若产力、胎儿大小及胎位均正常，但胎头仍不能入盆，常发生梗阻性难产，这种情况可出现病理性缩复环，甚至子宫破裂。如胎先露部嵌入骨盆入口时间长，血液循环障碍，组织坏死，可形成泌尿生殖道瘘。在强大的宫缩压力下，胎头颅骨重叠，可出现颅骨骨折及颅内出血。

2.中骨盆平面狭窄的临床表现

（1）胎头能正常衔接：潜伏期及活跃早期进展顺利，当胎头下降达中骨盆时，由于内旋转受阻，胎头双顶径被阻于中骨盆狭窄部位之上，常出现持续性枕横位或枕后位，同时出现继发性宫缩乏力，活跃后期及第二产程延长甚至第二产程停滞。

(2)胎头受阻于中骨盆:有一定可塑性的胎头开始变形,颅骨重叠,胎头受压,异常分娩使软组织水肿,产瘤较大,严重时可发生脑组织损伤、颅内出血、胎儿窘迫。若中骨盆狭窄程度严重,宫缩又较强,可发生先兆子宫破裂及子宫破裂。强行阴道助产可导致严重软产道裂伤及新生儿产伤。

(3)骨盆出口平面狭窄的临床表现:骨盆出口平面狭窄与中骨盆平面狭窄常同时存在。若单纯骨盆出口平面狭窄,第一产程进展顺利,胎头达盆底受阻,第二产程停滞,继发性宫缩乏力,胎头双顶径不能通过出口横径,强行阴道助产可导致软产道、骨盆底肌肉及会阴严重损伤,胎儿严重产伤,对母儿危害极大。

(三)诊断

在分娩过程中,骨盆是个不变因素,也是估计分娩难易的一个重要因素。狭窄骨盆影响胎位和胎先露部的下降及内旋转,也影响宫缩。在估计分娩难易时,骨盆是首先考虑的一个重要因素。应根据胎儿的大小及骨盆情况尽早做出有无头盆不称的诊断,以决定适当的分娩方式。

1.病史

询问有无佝偻病、脊髓灰质炎、脊柱和髋关节结核以及骨盆外伤等病史。对经产妇应详细询问既往分娩史,如有无难产史或新生儿产伤史等。

2.一般检查

测量身高,孕妇身高<145 cm 时应警惕均小骨盆。观察孕妇体型、步态,有无下肢残疾,有无脊柱及髋关节畸形,米氏菱形窝是否对称。

3.腹部检查

观察腹型,检查有无尖腹及悬垂腹,有无胎位异常等。骨盆入口异常,因头盆不称、胎头不易入盆常导致胎位异常,如臀先露、肩先露。中骨盆狭窄则影响胎先露内旋转而导致持续性枕横位、枕后位等。部分初产妇在预产期前 2 周左右,经产妇于临产后胎头均应入盆。若已临产胎头仍未入盆,应警惕是否存在头盆不称。检查头盆是否相称具体方法:孕妇排空膀胱后,取仰卧,两腿伸直。检查者用手放在耻骨联合上方,将浮动的胎头向骨盆腔方向推压。若胎头低于耻骨联合,表示胎头可入盆(头盆相称),称胎头跨耻征阴性;若胎头与耻骨联合在同一平面,表示可疑头盆不称,称胎头跨耻征可疑阳性;若胎头高于耻骨联合,表示头盆明显不称,称胎头跨耻征阳性。对出现此类症状的孕妇,应让其取半卧位两腿屈曲,再次检查胎头跨耻征,若转为阴性,提示为骨盆倾斜度异常,而不是头盆不称。

4.骨盆测量

(1)骨盆外测量:骶耻外径<18 cm 为扁平骨盆。坐骨结节间径<8 cm,耻骨弓角度<90°为漏斗骨盆。各径线均小于正常值 2 cm 或以上为均小骨盆。骨盆两侧斜径(以一侧髂前上棘至对侧髂后上棘间的距离)及同侧直径(从髂前上棘至同侧髂后上棘间的距离)相差>1 cm 为偏斜骨盆。

(2)骨盆内测量:对角径<11.5 cm,骶骨岬突出为入口平面狭窄,属扁平骨盆。应检查骶骨前面弧度。坐骨棘间径<10 cm,坐骨切迹宽度<2 横指,为中骨盆平面狭窄。如坐骨结节间径<8 cm,则应测量出口后矢状径及检查骶尾关节活动度,如坐骨结节间径与出口后矢状径之和<15 cm,为骨盆出口平面狭窄。

(四)对母儿影响

1.对产妇的影响

骨盆狭窄影响胎头衔接及内旋转,容易发生胎位异常、胎膜早破、宫缩乏力,导致产程延长或停滞。胎先露压迫软组织过久导致组织水肿、坏死形成生殖道瘘。胎膜早破、肛查或阴道检查次数增多及手术助产增加产褥感染机会。剖宫产及产后出血者增多,严重梗阻性难产若不及时处理,可导致子宫破裂。

2.对胎儿及新生儿的影响

头盆不称易发生胎膜早破、脐带脱垂,脐带脱垂可导致胎儿窘迫甚至胎儿死亡。产程延长、胎儿窘迫使新生儿容易发生颅内出血、新生儿窒息等并发症。阴道助产机会增多,易发生新生儿产伤及感染。

(五)分娩时处理

处理原则:根据狭窄骨盆类别和程度、胎儿大小胎心率、宫缩强弱、宫口扩张程度、胎先露下降情况、破膜与否,结合既往分娩史、年龄、产次有无妊娠合并症及并发症决定分娩方式。

1.一般处理

在分娩过程中,应使产妇树立信心,消除紧张情绪和恐惧心理。保证能量及水分的摄入,必要时补液。注意产妇休息,监测宫缩、胎心,观察产程进展。

2.骨盆入口平面狭窄的处理

(1)明显头盆不称(绝对性骨盆狭窄):胎头跨耻征阳性者,足月胎儿不能经阴道分娩。应在临产后行剖宫产术结束分娩。

(2)轻度头盆不称(相对性骨盆狭窄):胎头跨耻征可疑阳性,足月活胎估计体重<3 000 g,胎心正常及产力良好,可在严密监护下试产。胎膜未破者可在宫

口扩张 3 cm 时行人工破膜,若破膜后宫缩较强,产程进展顺利,多数能经阴道分娩。试产过程中若出现宫缩乏力,可用缩宫素静脉滴注加强宫缩。试产 2～4 小时胎头仍迟迟不能入盆,宫口扩张缓慢,或伴有胎儿窘迫征象,应及时行剖宫产术结束分娩。若胎膜已破,为了减少感染,应适当缩短试产时间。

(3)骨盆入口平面狭窄的试产:必须以宫口开大 3～4 cm,胎膜已破为试产开始。胎膜未破者在宫口扩张 3 cm 时可行人工破膜。宫缩较强,多数能经阴道分娩。试产过程中如果出现宫缩乏力,可用缩宫素静脉滴注加强宫缩。若试产 2～4 小时,胎头不能入盆,产程进展缓慢,或伴有胎儿窘迫征象,应及时行剖宫产术。如胎膜已破,应适当缩短试产时间。骨盆入口平面狭窄,主要为扁平骨盆的妇女,妊娠末期或临产后,胎头矢状缝只能衔接于骨盆入口横径上。胎头侧屈使其两顶骨先后依次入盆,呈不均倾势嵌入骨盆入口,称为头盆均倾不均。前不均倾为前顶骨先嵌入,矢状缝偏后。后不均倾为后顶骨先嵌入,矢状缝偏前(图 7-4)。当胎头双顶骨均通过骨盆入口平面时,即可顺利地经阴道分娩。

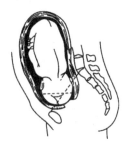

图 7-4 胎头嵌入骨盆姿势——后不均倾

3.中骨盆平面狭窄的处理

在分娩过程中,胎儿在中骨盆平面完成俯屈及内旋转动作。若中骨盆平面狭窄,则胎头俯屈及内旋转受阻,易发生持续性枕横位或持续性枕后位,产妇多表现为活跃期或第二产程延长及停滞、继发性宫缩乏力等。若宫口开全,胎头双顶径达坐骨棘平面或更低,可经阴道徒手旋转胎头为枕前位,待其自然分娩。宫口开全,胎心正常者可经阴道助产分娩。胎头双顶径在坐骨棘水平以上,或出现胎儿窘迫征象,应行剖宫产术。

4.骨盆出口平面狭窄的处理

骨盆出口平面是产道的最低部位,应于临产前对胎儿大小、头盆关系做出充分估计,决定能否经阴道分娩,诊断为骨盆出口平面狭窄者,不能进行试产。若发现出口横径狭窄,耻骨弓角度变锐,耻骨弓下三角空隙不能利用,胎先露部后移,利用出口后三角空隙娩出。临床上常用出口横径与出口后矢状径之和来估计出口大小。出口横径与出口后矢状径之和>15 cm时,多数可经阴道分娩,有时需阴道助产,应做较大的会阴切开。若两者之和<15 cm时,不应经阴道试产,应行剖宫产术终止妊娠。

5.均小骨盆的处理

胎儿估计不大,胎位正常,头盆相称,宫缩好,可以试产,通常可通过胎头变形和极度俯屈,以胎头最小径线通过骨盆腔,可能经阴道分娩。若有明显头盆不称,应尽早行剖宫产术。

6.畸形骨盆的处理

根据畸形骨盆种类、狭窄程度、胎儿大小、产力等综合判断。如果畸形严重、明显头盆不称者,应及早行剖宫产术。

二、软产道异常

软产道包括子宫下段、宫颈、阴道及骨盆底软组织构成的弯曲管道。软产道异常所致的难产较少见,临床上容易被忽视。在妊娠前或妊娠早期应常规行双合诊检查,了解软产道情况。

(一)外阴异常

1.外阴白色病变

皮肤黏膜慢性营养不良,组织弹性差,分娩时易发生会阴撕裂伤,宜做会阴后一侧切开术。

2.外阴水肿

某些疾病如重度子痫前期、重度贫血、心脏病及慢性肾炎孕妇若有全身水肿,可同时伴有重度外阴水肿,分娩时可妨碍胎先露部下降,导致组织损伤、感染和愈合不良等情况。临产前可用50%硫酸镁液湿热敷会阴,临产后仍有严重水肿者,在外阴严格消毒下进行多点针刺皮肤放液;分娩时行会阴后一侧切开;产后加强会阴局部护理,预防感染,可用50%硫酸镁液湿热敷,配合远红外线照射。

3.会阴坚韧

会阴坚韧尤其多见于35岁以上高龄初产妇。在第二产程可阻碍胎先露部下降,宜做会阴后一侧切开,以免胎头娩出时造成会阴严重裂伤。

4.外阴瘢痕

瘢痕挛缩使外阴及阴道口狭小,且组织弹性差,影响胎先露部下降。如瘢痕的范围不大,可经阴道分娩,分娩时应做会阴后一侧切开。如瘢痕过大,应行剖宫产术。

(二)阴道异常

1.阴道横隔

阴道横隔多位于阴道上段或中段,较坚韧,常影响胎先露部下降。因在横隔中央或稍偏一侧常有一小孔,常被误认为宫颈外口。在分娩时应仔细检查。

(1)阴道分娩:横隔被撑薄,可在直视下自小孔处将横隔做"X"形切开。横隔被切开后因胎先露部下降压迫,通常无明显出血,待分娩结束再切除剩余的隔,用可吸收线将残端做间断或连续锁边缝合。

(2)剖宫产:如横隔较高且组织坚厚,阻碍先露部下降,需行剖宫产术结束分娩。

2.阴道纵隔

(1)伴有双子宫、双宫颈时,当一侧子宫内的胎儿下降,纵隔被推向对侧,阴道分娩多无阻碍。

(2)当发生于单宫颈时,有时胎先露部的前方可见纵隔,可自行断裂,阴道分娩无阻碍。纵隔厚时应于纵隔中间剪断,用可吸收线将残端缝合。

3.阴道狭窄

产伤、药物腐蚀、手术感染可导致阴道瘢痕形成。若阴道狭窄部位位置低、狭窄程度轻,可经阴道分娩。狭窄位置高、狭窄程度重时宜行剖宫产术。

4.阴道尖锐湿疣

分娩时,为预防新生儿患喉乳头瘤,应行剖宫产术。病灶巨大时可能造成软产道狭窄,影响胎先露下降时,也宜行剖宫产术。

5.阴道壁囊肿和肿瘤

(1)阴道壁囊肿较大时,会阻碍胎先露部下降,可行囊肿穿刺,抽出其内容物,待分娩后再选择时机进行处理。

(2)阴道内肿瘤大妨碍分娩,且肿瘤不能经阴道切除时,应行剖宫产术,阴道内肿瘤待产后再行处理。

(三)宫颈异常

1.宫颈外口黏合

宫颈外口黏合多在分娩受阻时发现。宫口为很小的孔,当宫颈管已消失而宫口却不扩张,一般用手指稍加压力分离,黏合的小孔可扩张,宫口即可在短时间内开全。但有时需行宫颈切开术,使宫口开大。

2.宫颈瘢痕

因孕前曾行宫颈深部电灼术或微波术、宫颈锥形切除术、宫颈裂伤修补术等所致。虽可于妊娠后软化,但宫缩很强时宫口仍不扩张,应行剖宫产。

3.宫颈坚韧

宫颈组织缺乏弹性,或精神过度紧张使宫颈挛缩,宫颈不易扩张,多见于高龄初产妇,可于宫颈两侧各注射 0.5% 利多卡因 5~10 mL,也可静脉推注地西泮10 mg。如宫颈仍不扩张,应行剖宫产术。

4.宫颈水肿

宫颈水肿多见于扁平骨盆、持续性枕后位或滞产,宫口没有开全而过早使用腹压,致使宫颈前唇长时间被压于胎头与耻骨联合之间,血液回流受阻引起水肿,影响宫颈扩张。多见于胎位异常或滞产。

(1)轻度宫颈水肿:①可以抬高产妇臀部。②同宫颈坚韧处理。③宫口近开全时,可用手轻轻上托水肿的宫颈前唇,使宫颈越过胎头,能够经阴道分娩。

(2)严重宫颈水肿:经上述处理无明显效果,宫口扩张<3 cm,伴有胎儿窘迫,应行剖宫产术。

5.宫颈癌

宫颈硬而脆,缺乏伸展性,临产后影响宫口扩张,若经阴道分娩,有发生大出血、裂伤、感染及肿瘤扩散等危险,不应经阴道分娩,应考虑行剖宫产术,术后手术或放疗。

6.子宫肌瘤

较小的肌瘤没有阻塞产道可经阴道分娩,肌瘤待分娩后再行处理。子宫下段及宫颈部位的较大肌瘤可占据盆腔或阻塞于骨盆入口,阻碍胎先露部下降,宜行剖宫产术。

第二节 产力异常

产力包括子宫收缩力、腹肌和膈肌收缩力以及肛提肌收缩力,其中以宫缩力为主。在分娩过程中,子宫收缩(简称宫缩)的节律性、对称性及极性不正常或强度、频率有改变时,称为子宫收缩力异常。临床上多因产道或胎儿因素异常造成梗阻性难产,使胎儿通过产道阻力增加,导致继发性产力异常。产力异常分为子宫收缩乏力和子宫收缩过强两类。每类又分协调性宫缩和不协调性宫缩(图 7-5)。

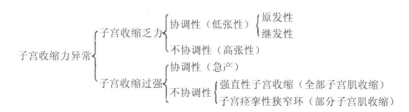

图 7-5 子宫收缩力异常的分类

一、子宫收缩乏力

(一)原因

子宫收缩乏力多由几个因素综合引起。

1.头盆不称或胎位异常

胎先露部下降受阻,不能紧贴子宫下段及宫颈,因此不能引起反射性宫缩,导致继发性子宫收缩乏力。

2.子宫因素

子宫发育不良,子宫畸形(如双角子宫)、子宫壁过度膨胀(如双胎、巨大胎儿、羊水过多等),经产妇的子宫肌纤维变性或子宫肌瘤等。

3.精神因素

初产妇尤其是高龄初产妇,精神过度紧张、疲劳均可使大脑皮层功能紊乱,导致子宫收缩乏力。

4.内分泌失调

临产后,产妇体内的雌激素、缩宫素、前列腺素的敏感性降低,影响子宫肌兴奋阈,致使子宫收缩乏力。

5.药物影响

产前较长时间应用硫酸镁,临产后不适当地使用吗啡、哌替啶、巴比妥类等镇静剂与镇痛剂;产程中不适当应用麻醉镇痛等均可使宫缩受到抑制。

(二)临床表现

根据发生时期可分为原发性和继发性两种。原发性宫缩乏力是指产程开始即宫缩乏力,宫口不能如期扩张,胎先露部不能如期下降,产程延长;继发性宫缩乏力是指活跃期即宫口开大3 cm及以后出现宫缩乏力,产程进展缓慢,甚至停滞。子宫收缩乏力有两种类型,临床表现不同。

1.协调性子宫收缩乏力(低张性子宫收缩乏力)

宫缩具有正常的节律性、对称性和极性,但收缩力弱,宫腔压力低(<2.0 kPa),持续时间短,间歇期长且不规律,当宫缩达极期时,子宫体不隆起和变硬,用手指压宫底部肌壁仍可出现凹陷,产程延长或停滞。由于宫腔内压力低,对胎儿影响不大。

2.不协调性子宫收缩乏力(高张性子宫收缩乏力)

宫缩的极性倒置,宫缩不是起自两侧宫角。宫缩的兴奋点来自子宫的一处或多处,节律不协调,宫缩时宫底部不强,而是体部和下段强。宫缩间歇期子宫壁不能完全松弛,表现为不协调性子宫收缩乏力。这种宫缩不能使宫口扩张和胎先露部下降,属无效宫缩。产妇自觉下腹部持续疼痛,拒按,烦躁不安,产程长,可导致肠胀气,排尿困难,胎儿胎盘循环障碍,常出现胎儿窘迫。检查时,下腹部常有压痛,胎位触不清,胎心不规律,宫口扩张缓慢,胎先露部下降缓慢或停滞。

3.产程曲线异常

子宫收缩乏力可导致产程曲线异常(图7-6)。常见以下4种。

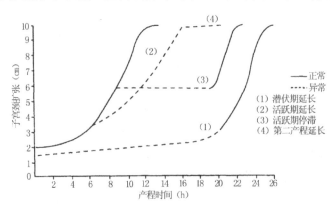

图7-6 异常的宫颈扩张曲线

(1)潜伏期延长:从临产规律宫缩开始至宫口扩张3 cm称为潜伏期,初产妇潜伏期约需8小时,最大时限为16小时。超过16小时称为潜伏期延长。

(2)活跃期延长:从宫口扩张3 cm至宫口开全为活跃期。初产妇活跃期正常约需4小时,最大时限8小时,超过8小时为活跃期延长。

（3）活跃期停滞：进入活跃期后，宫颈口不再扩张达 2 小时以上，称为活跃期停滞，根据产程中定期阴道（肛门）检查诊断。

（4）第二产程延长：第二产程初产妇超过 2 小时，经产妇超过 1 小时尚未分娩，称为第二产程延长。

以上 4 种异常产程曲线，可以单独存在，也可以合并存在。当总产程超过 24 小时称为滞产。

（三）对母儿影响

1.对产妇的影响

产程延长，产妇休息不好，精神疲惫与体力消耗，可出现疲乏无力、肠胀气、排尿困难等，还可影响宫缩，严重时还引起脱水、酸中毒。又由于产程延长，膀胱受压在胎头与耻骨联合之间，导致组织缺血、水肿、坏死，形成瘘，如膀胱阴道瘘或尿道阴道瘘。另外，胎膜早破以及产程中多次阴道（肛门）检查均可增加感染机会；产后宫缩乏力，易引起产后出血。

2.对胎儿的影响

宫缩乏力影响胎头内旋转，增加手术机会。不协调子宫收缩乏力不能使子宫壁完全放松，影响子宫胎盘循环。胎儿在宫内缺氧，胎膜早破，还易造成脐带受压或脱垂，造成胎儿窘迫，甚至胎死宫内。

（四）治疗

1.协调性宫缩乏力

无论是原发性或继发性，一旦出现，首先寻找原因，如判断无头盆不称和胎位异常，估计能经阴道分娩者，考虑采取加强宫缩的措施。

（1）第一产程：消除精神紧张，产妇过度疲劳，可给予地西泮（安定）10 mg 缓慢静脉注射或哌替啶100 mg肌内注射或静脉注射，经过一段时间，可使宫缩力转强；对不能进食者，可经静脉输液，10％葡萄糖液 500～1 000 mL 内加维生素 C 2 g，伴有酸中毒时可补充 5％碳酸氢钠。经过处理，宫缩力仍弱，可选用下列方法加强宫缩。

人工破膜：宫颈口开大 3 cm 以上，无头盆不称，胎头已衔接者，可行人工破膜。破膜后，胎头紧贴子宫下段及宫颈，引起反射性宫缩，加速产程进展。Bishop 提出用宫颈成熟度评分法估计加强宫缩措施的效果。如产妇得分在 ≤3 分，加强宫缩均失败，应改用其他方法。4～6 分成功率约为 50％，7～9 分的成功率约为 80％，≥9 分均成功。

缩宫素静脉滴注:适用于宫缩乏力、胎心正常、胎位正常、头盆相称者。将缩宫素 1 U 加入 5%葡萄糖液 200 mL 内,以 8 滴/分,即 2.5 mU/min 开始,根据宫缩强度调整滴速,维持宫缩强度每间隔 2~3 分钟,持续 30~40 秒。缩宫素静脉滴注过程应有专人看守,观察宫缩,根据情况及时调整滴速。经过上述处理,如产程仍无进展或出现胎儿窘迫征象,应及时行剖宫产术。

(2)第二产程:第二产程如无头盆不称,出现宫缩乏力时也可加强宫缩,给予缩宫素静脉滴注,促进产程进展。如胎头双顶径已通过坐骨棘平面,可等待自然娩出,或行会阴侧切后行胎头吸引器或低位产钳助产;如胎头尚未衔接或伴有胎儿窘迫征象,均应立即行剖宫产术结束分娩。

(3)第三产程:为预防产后出血,当胎儿前肩露出于阴道口时,可给予缩宫素 10 U 静脉注射,使宫缩增强,促使胎盘剥离与娩出及子宫血窦关闭。如产程长,破膜时间长,应给予抗生素预防感染。

2.不协调宫缩乏力

处理原则是镇静,调节宫缩,恢复宫缩极性。给予强镇静剂哌替啶 100 mg 肌内注射,使产妇充分休息,醒后多能恢复为协调宫缩。如未能纠正,或已有胎儿窘迫征象,立即行剖宫产术结束分娩。

(五)预防

(1)应对孕妇进行产前教育,解除孕妇思想顾虑和恐惧心理,使孕妇了解妊娠和分娩均为生理过程,分娩过程中医护人员热情耐心,家属陪产均有助于消除产妇的紧张情绪,增强信心,预防精神紧张所致的子宫收缩乏力。

(2)分娩时鼓励及时进食,必要时静脉补充营养。

(3)避免过多使用镇静药物,产程中使用麻醉镇痛应在宫口开全前停止给药,注意及时排空直肠和膀胱。

二、子宫收缩过强

(一)协调性子宫收缩过强

宫缩的节律性、对称性和极性均正常,仅宫缩过强、过频,如产道无阻力,宫颈可在短时间内迅速开全,分娩在短时间内结束,总产程不足 3 小时,称为急产,经产妇多见。

1.对母儿影响

(1)对产妇的影响:宫缩过强过频,产程过快,可致宫颈、阴道以及会阴撕裂伤。接生时来不及消毒,可致产褥感染。产后子宫肌纤维缩复不良易发生胎盘滞留或产后出血。

(2)对胎儿和新生儿的影响:宫缩过强影响子宫胎盘的血液循环,易发生胎儿窘迫、新生儿窒息甚或死亡;胎儿娩出过快,胎头在产道内受到的压力突然解除,可致新生儿颅内出血;来不及消毒接生,易致新生儿感染;如坠地可致骨折、外伤。

2.处理

(1)有急产史的产妇:在预产期前1~2周不宜外出远走,以免发生意外,有条件应提前住院待产。

(2)临产后不宜灌肠,提前做好接生和抢救新生儿窒息的准备。胎儿娩出时勿使产妇向下屏气。

(3)产后仔细检查软产道,包括宫颈、阴道、外阴,如有撕裂,及时缝合。

(4)新生儿处理:肌内注射维生素 K_1 每天 2 mg,共 3,以预防新生儿颅内出血。

(5)如属未消毒接生,母儿均给予抗生素预防感染,酌情接种破伤风免疫球蛋白。

(二)不协调性子宫收缩过强

1.强直性宫缩

强直性宫缩多因外界因素造成,如临产后分娩受阻或不适当应用缩宫素,或胎盘早剥血液浸润子宫肌层,均可引起宫颈内口以上部分子宫肌层出现强直性痉挛性宫缩。

(1)临床表现:产妇烦躁不安,持续性腹痛,拒按,胎位触不清,胎心听不清,有时还可出现病理缩复环、血尿等先兆子宫破裂征象。

(2)处理:一旦确诊为强直性宫缩,应及时给予宫缩抑制剂,如 25% 硫酸镁 20 mL 加入 5% 葡萄糖液 20 mL 缓慢静脉推注。如属梗阻原因,应立即行剖宫产术结束分娩。

2.子宫痉挛性狭窄环

子宫壁某部肌肉呈痉挛性不协调性收缩所形成的环状狭窄,持续不放松,称为子宫痉挛性狭窄环。多在子宫上下段交界处,也可在胎体某一狭窄部,以胎颈、胎腰处常见(图 7-7)。

(1)原因:多因精神紧张、过度疲劳以及不适当地应用宫缩剂或粗暴地进行产科处理所致。

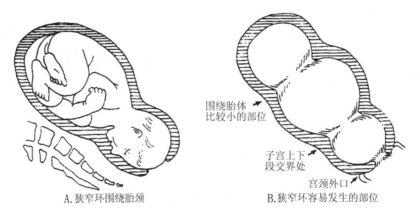

图 7-7　子宫痉挛性狭窄环

（2）临床表现：产妇出现持续性腹痛，烦躁不安，宫颈扩张缓慢，胎先露下降停滞。胎心时快时慢，阴道检查可触及狭窄环。子宫痉挛性狭窄环特点是此环不随宫缩上升。

（3）处理：认真寻找原因，及时纠正。禁止阴道内操作，停用缩宫素。如无胎儿窘迫征象，可给予哌替啶 100 mg 肌内注射，一般可消除异常宫缩。当宫缩恢复正常，可行阴道手术助产或等待自然分娩。如经上述处理，狭窄环不缓解，宫口未开全，胎先露部高，或已伴有胎儿窘迫，应立即行剖宫产术。如胎儿已死亡，宫口开全，则可在全麻下经阴道分娩。

第三节　胎位异常

胎位异常是造成难产的常见因素之一。分娩时枕前位约占 90%，而胎位异常约占 10%。其中胎头位置异常居多。有因胎头在骨盆内旋转受阻的持续性枕横位、持续性枕后位。有因胎头俯屈不良呈不同程度仰伸的面先露、额先露；还有高直位、前不均倾位等。总计占 6% ～ 7%，胎产式异常的臀先露占 3% ～ 4%，肩先露极少见。此外还有复合先露。

一、持续性枕横位

在分娩过程中，胎头以枕后位或枕横位衔接，在下降过程中，强有力的宫缩多能使胎头向前转 135°或 90°,转成枕前位而自然分娩。如胎头持续不能转向前方,直至分娩后期,仍然位于母体骨盆的后方或侧方,致使发生难产者,称为持续性枕后位(图 7-8)或持续性枕横位(persistent occipito transverse position, POTP),持续性枕后位(persistent occipito posterior position,POPP)。

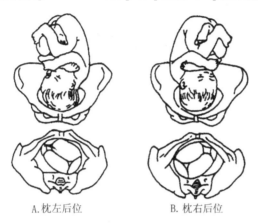

A.枕左后位　　　　　　　B.枕右后位

图 7-8　持续性枕后位

(一)原因

1.骨盆狭窄

男人型骨盆或类人猿型骨盆,其特点是入口平面前半部较狭窄,后半部较宽大,胎头较容易以枕后位或枕横位衔接,又常伴中骨盆狭窄,影响胎头在中骨盆平面向前旋转,致使成为持续性枕后位或持续性枕横位。

2.胎头俯屈不良

如胎头以枕后位衔接,胎儿脊柱与母体脊柱接近,不利于胎头俯屈,胎头前囟成为胎头下降的最低部位,而最低点又常转向骨盆前方,当前囟转至前方或侧方时,胎头枕部转至后方或侧方,形成持续性枕后位或持续性枕横位。

(二)诊断

1.临床表现

临产后,胎头衔接较晚或俯屈不良,由于枕后位的胎先露部不易紧贴宫颈和子宫下段,常导致宫缩乏力及宫颈扩张较慢;因枕骨持续位于骨盆后方压迫直肠,产妇自觉肛门坠胀及排便感,致使宫口尚未开全时,过早使用腹压,容易导致宫颈前唇水肿和产妇疲劳,影响产程进展,常导致第二产程延长。

2.腹部检查

头位胎背偏向母体的后方或侧方,母体腹部的 2/3 被胎体占有,而肢体占

1/3者为枕前位,胎体占1/3而肢体占2/3为枕后位。

3.阴道(肛门)检查

宫颈部分扩张或开全时,感到盆腔后部空虚,胎头矢状缝位于骨盆斜径上,前囟在骨盆右前方,后囟(枕部)在骨盆左后方为枕左后位,反之为枕右后位;当发现产瘤(胎头水肿)、颅骨重叠,囟门触不清时,需借助胎儿耳郭及耳屏位置及方向判定胎位。如耳郭朝向骨盆后方,则可诊断为枕后位;如耳郭朝向骨盆侧方,则为枕横位。

4.B超检查

根据胎头颜面及枕部的位置,可以准确探清胎头位置以明确诊断。

(三)分娩机制

胎头多以枕横位或枕后位衔接。如在分娩过程中,不能转成枕前位时,可有以下两种分娩机制。

1.枕左后(枕右后)

胎头枕部到达中骨盆向后行45°内旋转,使矢状缝与骨盆前后径一致,胎儿枕部朝向骶骨成枕后位。其分娩方式有两种。

(1)胎头俯屈较好:当胎头继续下降至前囟抵达耻骨弓下时,以前囟为支点,胎头俯屈,使顶部和枕部自会阴前缘娩出,继之胎头仰伸,相继由耻骨联合下娩出额、鼻、口、颏。此种分娩方式为枕后位经阴道分娩最常见的方式(图7-9A)。

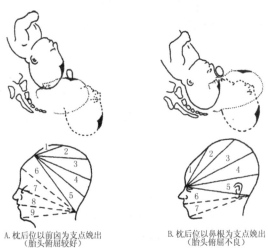

A.枕后位以前囟为支点娩出
(胎头俯屈较好)

B.枕后位以鼻根为支点娩出
(胎头俯屈不良)

图7-9 枕后位分娩机制

（2）胎头俯屈不良：当鼻根出现在耻骨联合下缘时，以鼻根为支点，胎头先俯屈，从会阴前缘娩出前囟、顶及枕部，然后胎头仰伸，使鼻、口、额部相继由耻骨联合下娩出（图7-9B）。因胎头以较大的枕额周径旋转，胎儿娩出困难，多需手术助产。

2.枕横位

部分枕横位于下降过程中无内旋转动作，或枕后位的胎头枕部仅向前旋转45°成为持续性枕横位，多数需徒手将胎头转成枕前位后自然或助产娩出。

（四）对母儿的影响

1.对产妇的影响

常导致继发宫缩乏力，产程延长，常需手术助产；且容易发生软产道损伤，增加产后出血及感染的机会；如胎头长时间压迫软产道，可发生缺血、坏死、脱落，形成生殖道瘘。

2.对胎儿的影响

由于第二产程延长和手术助产机会增多，常引起胎儿窘迫和新生儿窒息，使围生儿发病率和死亡率增高。

（五）治疗

1.第一产程

严密观察产程，让产妇朝向胎背侧方向侧卧，以利胎头枕部转向前方。如宫缩欠佳，可静脉滴注缩宫素。宫口开全之前，嘱产妇不要过早屏气用力，以免引起宫颈水肿而阻碍产程进展。如果产程无明显进展，或出现胎儿窘迫，需行剖宫产术。

2.第二产程

如初产妇已近2小时，经产妇已近1小时，应行阴道检查，再次判断头盆关系，决定分娩方式。当胎头双顶径已达坐骨棘水平面或更低时，可先行徒手转儿头，待枕后位或枕横位转成枕前位，使矢状缝与骨盆出口前后径一致，可自然分娩，或阴道手术助产（低位产钳或胎头吸引器）；如转成枕前位有困难时，也可向后转成正枕后位，再以低产钳助产，但以枕后位娩出时，需行较大侧切，以免造成会阴裂伤。如胎头位置较高，或疑头盆不称，均需行剖宫产术，中位产钳禁止使用。

3.第三产程

因产程延长，易发生宫缩乏力，故胎盘娩出后立即肌内注射宫缩剂，防止产后出血；有软产道损伤者，应及时修补。新生儿重点监护。手术助产及有软产道裂伤者,产后给予抗生素预防感染。

二、高直位

胎头以不屈不仰姿势衔接于骨盆入口,其矢状缝与骨盆入口前后径一致,称为高直位。是一种特殊的胎头位置异常:胎头的枕骨在母体耻骨联合的后方,称高直前位,又称枕耻位(图 7-10);胎头枕骨位于母体骨盆骶岬前,称高直后位,又称枕骶位(图 7-11)。

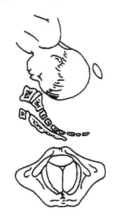 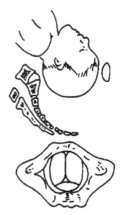

图 7-10　高直前位(枕耻位)　　　　图 7-11　高直后位(枕骶位)

(一)诊断

1.临床表现

临产后胎头不俯屈,胎头进入骨盆入口的径线增大,胎头迟迟不能衔接,胎头下降缓慢或停滞,宫颈扩张也缓慢,致使产程延长。

2.腹部检查

枕耻位时,胎背靠近腹前壁,不易触及胎儿肢体,胎心位置稍高在腹中部听得较清楚;枕骶位时,胎儿小肢体靠近腹前壁,有时在耻骨联合上方,可清楚地触及胎儿下颏。

3.阴道检查

阴道检查发现胎头矢状缝与骨盆前后径一致,前囟在耻骨联合后,后囟在骶骨前,为枕骶位,反之为枕耻位。由于胎头紧嵌于骨盆入口处,妨碍胎头与宫颈的血液循环,阴道检查时常可发现产瘤,其范围与宫颈扩张程度相符合。一般直径为 3～5 cm,产瘤一般在两顶骨之间,因胎头有不同程度的仰伸所致。

(二)分娩机制

1.枕耻位

如胎儿较小,宫缩强,可使胎头俯屈、下降,双顶径达坐骨棘平面以下时,可能经阴道分娩;但胎头俯屈不良而无法入盆时,需行剖宫产。

2.枕骶位

胎背与母体腰骶部贴近,妨碍胎头俯屈及下降,使胎头处于高浮状态,迟迟不能入盆。

(三)治疗

1.枕耻位

可给予试产,加速宫缩,促使胎头俯屈,有望阴道分娩或手术助产,如试产失败,应行剖宫产。

2.枕骶位

一经确诊,应行剖宫产。

三、枕横位中的前不均倾位

头位分娩中,胎头不论采取枕横位、枕后位或枕前位通过产道,均可发生不均倾势(胎头侧屈),枕横位时较多见,枕前位与枕后位时较罕见。而枕横位的胎头(矢状缝与骨盆入口横径一致)如以前顶骨先入盆则称为前不均倾(图7-12)。

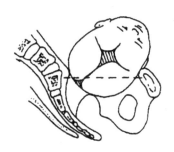

图 7-12　前不均倾位

(一)诊断

1.临床表现

因胎头迟迟不能入盆,宫颈扩张缓慢或停滞,使产程延长,前顶骨紧嵌于耻骨联合后方压迫尿道和宫颈前唇,导致尿潴留,宫颈前唇水肿及胎膜早破。胎头受压过久,可出现胎头水肿,又称产瘤。左枕横时产瘤于右顶骨上;右枕横时产瘤于左顶骨上。

2.腹部检查

前不均倾时胎头不易入盆。临产早期,于耻骨联合上方可扪到前顶部,随产程进展,胎头继续侧屈使胎头与胎肩折叠于骨盆入口处,因胎头折叠于胎肩之后,使胎肩高于耻骨联合平面,于耻骨联合上方只能触到一侧胎肩而触不到胎头。

3.阴道检查

胎头矢状缝在骨盆入口横径上,向后移靠近骶岬,同时前后囟一起后移,前顶骨紧紧嵌于耻骨联合后方,致使盆腔后半部空虚,而后顶骨大部分嵌在骶岬之上。

(二)分娩机制

以枕横位入盆的胎头侧屈,多数以后顶骨先入盆,滑入骶岬下骶骨凹陷区,前顶骨再滑下去,至耻骨联合成为均倾姿势;少数以前顶骨先入盆,由于耻骨联合后面平直,前顶骨受阻,嵌顿于耻骨联合后面,而后顶骨架在骶岬之上,无法下降入盆。

(三)治疗

一经确诊为前不均倾位,应尽快行剖宫产术。

四、面先露

面先露多于临产后发现。系因胎头极度仰伸,使胎儿枕部与胎背接触。面先露以颏为指示点,有颏左前、颏左横、颏左后、颏右前、颏右横和颏右后六种胎位。以颏左前和颏右后多见,经产妇多于初产妇。

(一)诊断

1.腹部检查

因胎头极度仰伸入盆受阻,胎体伸直,宫底位置较高。颏左前时,在母体腹前壁容易扪及胎儿肢体,胎心由胸部传出,故在胎儿肢体侧的下腹部听得清楚。颏右后时,于耻骨联合上方可触及胎儿枕骨隆突与胎背之间有明显的凹陷,胎心遥远而弱。

2.阴道(肛门)检查

阴道检查可触到高低不平、软硬不均的颜面部,如宫口开大时,可触及胎儿的口、鼻、颧骨及眼眶,并根据颏部所在位置确定其胎位。

(二)分娩机制

1.颏左前

胎头以仰伸姿势入盆、下降,胎儿面部达骨盆底时,胎头极度仰伸,颏部为最低点,故转向前方。胎头继续下降并极度仰伸,当颏部自耻骨弓下娩出后,极度仰伸的胎颈前面处于产道的小弯(耻骨联合),胎头俯屈时,胎头后部能够适应产道的大弯(骶骨凹),使口、鼻、眼、额、前囟及枕部自会阴前缘相继娩出(图 7-13),但产程明显延长。

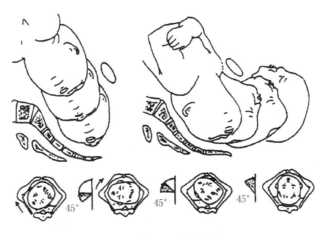

图 7-13 颜面位分娩机制

2.颏右后

胎儿面部达骨盆底后,有可能经内旋转 135° 以颏左前娩出(图 7-14A)。如因内旋转受阻,成为持续性颏右后,胎颈极度伸展,不能适应产道的大弯,足月活胎不能经阴道娩出(图 7-14B)。

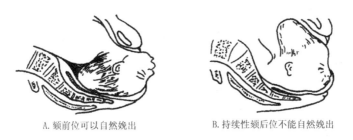

A.颏前位可以自然娩出　　　　B.持续性颏后位不能自然娩出

图 7-14 颏前位及颏后位分娩示意图

(三)对母儿的影响

1.对产妇的影响

颏左前时因胎儿面部不能紧贴子宫下段及宫颈,常引起宫缩乏力,致使产程延长,颜面部骨质不能变形,易发生会阴裂伤。颏右后可发生梗阻性难产,如不及时发现,准确处理,可导致子宫破裂,危及产妇生命。

2.对胎儿和新生儿的影响

胎儿面部受压变形,颜面皮肤青紫、肿胀,尤以口唇为著,影响吸吮,严重时会发生会厌水肿影响呼吸和吞咽。新生儿常于出生后保持仰伸姿势达数天之久。

(四)治疗

1.颏左前

如无头盆不称,产力良好,经产妇有可能自然分娩或行产钳助娩;初产妇有头盆不称或出现胎儿窘迫征象时,应行剖宫产。

2.颏右后

应行剖宫产术。如胎儿畸形,无论颏左前或颏右后,均应在宫口开全后,全麻下行穿颅术结束分娩,术后常规检查软产道,如有裂伤,应及时缝合。

五、臀先露

臀先露是最常见的异常胎位,占妊娠足月分娩的3%～4%。因胎头比胎臀大,且分娩时后出胎头无法变形,往往娩出困难;加之脐带脱垂较常见,使围生儿死亡率增高,为枕先露的3～8倍。臀先露以骶骨为指示点,有骶左前、骶左横、骶左后、骶右前、骶右横和骶右后6种胎位。

(一)原因

妊娠30周以前,臀先露较多见,妊娠30周以后,多能自然转成头先露。持续为臀先露原因尚不十分明确,可能的因素有以下几种。

1.胎儿在宫腔内活动范围过大

羊水过多,经产妇腹壁松弛以及早产儿羊水相对偏多,胎儿在宫腔内自由活动形成臀先露。

2.胎儿在宫腔内活动范围受限

子宫畸形(如单角子宫、双角子宫等)、胎儿畸形(如脑积水等)、双胎、羊水过少、脐带缠绕致脐带相对过短等均易发生臀先露。

3.胎头衔接受阻

狭窄骨盆、前置胎盘、肿瘤阻塞盆腔等,也易发生臀先露。

(二)临床分类

根据胎儿两下肢的姿势分为以下几种。

1.单臀先露或腿直臀先露

胎儿双髋关节屈曲,双膝关节直伸。以臀部为先露,最多见。

2.完全臀先露或混合臀先露

胎儿双髋关节及膝关节均屈曲,有如盘膝坐,以臀部和双足为先露,较多见。

3.不完全臀先露

胎儿以一足或双足、一膝或双膝或一足一膝为先露,膝先露是暂时的,随产程进展或破水后发展为足先露,较少见。

(三)诊断

1.临床表现

孕妇常感肋下有圆而硬的胎头,由于胎臀不能紧贴子宫下段及宫颈,常导致宫缩乏力,宫颈扩张缓慢,致使产程延长。

2.腹部检查

子宫呈纵椭圆形,胎体纵轴与母体纵轴一致,在宫底部可触到圆而硬、按压有浮球感的胎头;而在耻骨联合上方可触到不规则、软且宽的胎臀,胎心在脐左(或右)上方听得最清楚。

3.阴道(肛门)检查

在肛查不满意时,阴道检查可扪及软而不规则的胎臀或触到胎足、胎膝,同时了解宫颈扩张程度及有无脐带脱垂发生。如胎膜已破,可直接触到胎臀,外生殖器及肛门,如触到胎足时,应与胎手相鉴别(图7-15)。

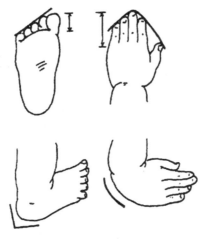

图 7-15　胎手与胎足的区别

4.B超检查

B超能准确探清臀先露类型与胎儿大小,胎头姿势等。

(四)分娩机制

在胎体各部中,胎头最大,胎肩小于胎头,胎臀最小。头先露时,胎头一经娩出,身体其他部分随即娩出,而臀先露时则不同,较小而软的胎臀先娩出,最大的胎头则最后娩出。为适合产道的条件,胎臀、胎肩、胎头需按一定机制适应产道条件方能娩出,故需要掌握胎臀、胎肩及胎头三部分的分娩机制,以骶右前为例加以阐述。

1.胎臀娩出

临产后,胎臀以粗隆间径衔接于骨盆入口右斜径上,骶骨位于右前方,胎臀继续下降,前髋下降稍快,故位置较低,抵达骨盆底遭到阻力后,前髋向母体右侧行45°内旋转,使前髋位于耻骨联合后方,此时粗隆间径与母体骨盆出口前后径一致。胎臀继续下降,胎体侧屈以适应产道弯曲度,后髋先从会阴前缘娩出,随即胎体稍伸直,使前髋从耻骨弓下娩出,继之,双腿双足娩出,当胎臀及两下肢娩出后,胎体行外旋转,使胎背转向前方或右前方。

2.胎肩娩出

当胎体行外旋转的同时,胎儿双肩径衔接于骨盆入口右斜径或横径上,并沿此径线逐渐下降,当双肩达骨盆底时,前肩向右旋转45°转至耻骨弓下,使双肩径与骨盆中、出口前后径一致。同时胎体侧屈使后肩及后上肢从会阴前缘娩出。继之,前肩及前上肢从耻骨弓下娩出。

3.胎头娩出

当胎肩通过会阴时,胎头矢状缝衔接于骨盆入口左斜径或横径上,并沿此径线逐渐下降,同时胎头俯屈,当枕骨达骨盆底时,胎头向母体左前方旋转45°,使枕骨朝向耻骨联合。胎头继续下降。当枕骨下凹到达耻骨弓下缘时,以此处为支点,胎头继续俯屈,使颏、面及额部相继自会阴前缘娩出,随后枕部自耻骨弓下娩出。

(五)对母儿的影响

1.对产妇的影响

胎臀不规则,不能紧贴子宫下段及宫颈,容易发生胎膜早破或继发性宫缩乏力,增加产褥感染与产后出血的风险,如宫口未开全强行牵拉,容易造成宫颈撕裂,甚至延及子宫下段。

2.对胎儿和新生儿的影响

胎臀高低不平,对前羊膜囊压力不均匀,常致胎膜早破,脐带脱垂,造成胎儿窘迫甚至胎死宫内。由于娩出胎头困难,可发生新生儿窒息、臂丛神经损伤及颅内出血等。

(六)治疗

1.妊娠期

妊娠 30 周前,臀先露多能自行转成头位,如妊娠 30 周后仍为臀先露应注意寻找形成臀位原因。

2.分娩期

分娩期应根据产妇年龄、胎次、骨盆大小、胎儿大小、臀先露类型以及有无并发症,于临产初期做出正确判断,决定分娩方式。

(1)择期剖宫产的指征:狭窄骨盆、软产道异常、胎儿体重大于 3 500 g、儿头仰伸、胎儿窘迫、高龄初产、有难产史、不完全臀先露等。

(2)决定阴道分娩的处理:可根据不同的产程分别处理。

第一产程:产妇应侧卧,不宜过多走动,少做肛查,不灌肠,尽量避免胎膜破裂。一旦破裂,立即听胎心。如胎心变慢或变快,立即肛查,必要时阴道检查,了解有无脐带脱垂。如脐带脱垂,胎心好,宫口未开全,为抢救胎儿,需立即行剖宫产术。如无脐带脱垂,可严密观察胎心及产程进展。如出现宫缩乏力,应设法加强宫缩,当宫口开大 4～5 cm 时胎足即可经宫口娩出阴道。为了使宫颈和阴道充分扩张,消毒外阴之后,使用"堵"外阴方法。当宫缩时,用消毒巾以手掌堵住阴道口让胎臀下降,避免胎足先下降。待宫口及阴道充分扩张后才让胎臀娩出。此法有利于后出胎头的顺利娩出。在堵的过程中,应每隔 10～15 分钟听胎心 1 次,并注意宫口是否开全。宫口已开全再堵易引起胎儿窘迫或子宫破裂。宫口近开全时,要做好接生和抢救新生儿窒息的准备。

第二产程:接生前,应导尿,排空膀胱。初产妇应做会阴侧切术。可有三种分娩方式。①自然分娩:胎儿自然娩出,不做任何牵拉,极少见,仅见于经产妇、胎儿小、产力好、产道正常者。②臀助产术:当胎臀自然娩出至脐部后,胎肩及后出胎头由接生者协助娩出。脐部娩出后,胎头娩出最长不能超过 8 分钟。③臀牵引术:胎儿全部由接生者牵引娩出。此种手术对胎儿损伤大,不宜采用。

第三产程:产程延长,易并发子宫乏力性出血。胎盘娩出后,应静推或肌内注射缩宫素防止产后出血。手术助产分娩于产后常规检查软产道,如有损伤,应及时缝合,并给抗生素预防感染。

六、肩先露

胎体纵轴和母体纵轴相垂直为横产式,胎体横卧于骨盆入口之上,先露部为肩,称为肩先露。肩先露占妊娠足月分娩总数的 0.1%~0.25%,是对母儿最不利的胎位。除死胎和早产儿肢体可折叠娩出外,足月活胎不可能经阴道娩出。如不及时处理,容易造成子宫破裂,威胁母儿生命。根据胎头在母体左(右)侧和胎儿肩胛朝向母体前(后)方,分为肩左前、肩右前、肩左后和肩右后四种胎位。

(一)原因

与臀先露发生原因类似,初产妇肩先露首先必须排除狭窄骨盆和头盆不称。

(二)诊断

1.临床表现

先露部胎肩不能紧贴子宫下段及宫颈,缺乏直接刺激,容易发生宫缩乏力,胎肩对宫颈压力不均匀,容易发生胎膜早破,破膜后羊水迅速外流,胎儿上肢或脐带容易脱出,导致胎儿窘迫,甚至胎死宫内。随着宫缩不断加强,胎肩及胸廓一部分被挤入盆腔内,胎体折叠弯曲,胎颈被拉长,上肢脱出于阴道口外,胎头和胎臀仍被阻于骨盆入口上方,形成嵌顿性或忽略性肩先露(图 7-16)。

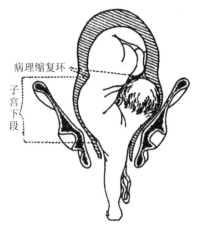

病理缩复环

子宫下段

图 7-16 忽略性肩先露

宫缩继续加强,子宫上段越来越厚,子宫下段被动扩张越来越薄,由于子宫上下段肌壁厚薄相差悬殊,形成环状凹陷,并随宫缩逐渐升高,甚至可达脐上,形成病理缩复环,是子宫破裂的先兆。如不及时处理,将发生子宫破裂。

2.腹部检查

子宫呈横椭圆形,子宫底高度低于妊娠周数,子宫横径宽,宫底部及耻骨联合上方较空虚,在母体腹部一侧可触到胎头,另侧可触到胎臀。肩左前时,胎背朝向母体腹壁,触之宽大平坦。胎心于脐周两侧听得最清楚。根据腹部检查多可确定胎位。

3.阴道(肛门)检查

胎膜未破者,因胎先露部浮动于骨盆入口上方,肛查不易触及胎先露部;如胎膜已破,宫口已扩张者,阴道检查可触到肩胛骨或肩峰、肋骨及腋窝。腋窝尖端示胎儿头端,据此可决定胎头在母体左(右)侧,肩胛骨朝向母体前(后)方,可决定肩前(后)位。例如胎头于母体右侧,肩胛骨朝向后方,则为肩右后位。胎手若已脱出阴道口外,可用握手法鉴别是胎儿左手或右手,因检查者只能与胎儿同侧手相握,例如肩右前位时左手脱出,检查者用左手与胎儿左手相握。余类推。

4.B超检查

B超检查能准确探清肩先露,并能确定具体胎位。

(三)治疗

1.妊娠期

妊娠后期发现肩先露应及时矫正。可采用胸膝卧位或试行外倒转术转成纵产式(头先露或臀先露)并包扎腹部以固定产式。如矫正失败,应提前入院决定分娩方式。

2.分娩期

根据胎产式、胎儿大小、胎儿是否存活、宫颈扩张程度、胎膜是否破裂、有无并发症等决定分娩方式。

(1)足月,活胎,未临产,择期剖宫产术。

(2)足月,活胎,已临产,无论破膜与否,均应行剖宫产术。

(3)已出现先兆子宫破裂或子宫破裂征象,无论胎儿存活,均应立即剖宫产,术中如发现宫腔感染严重,应将子宫一并切除(子宫次全切除术或子宫全切术)。

(4)胎儿已死,无先兆子宫破裂征象,如宫口已开全,可在全麻下行断头术或毁胎术。术后应常规检查子宫下段、宫颈及阴道有无裂伤。如有裂伤应及时缝合。注意预防产后出血,并需应用抗生素预防感染。

七、复合先露

胎先露部(胎头或胎臀)伴有肢体(上肢或下肢)同时进入骨盆入口,称为复合先露。临床以头与手的复合先露最常见,多发生于早产者,发生率为1.43‰～1.60‰。

(一)诊断

当产程进展缓慢时,做阴道检查发现胎先露旁有肢体而明确诊断。常见胎头与胎手同时入盆。应注意与臀先露和肩先露相鉴别。

(二)治疗

(1)无头盆不称,让产妇向脱出的肢体对侧侧卧,肢体常可自然缩回。脱出的肢体与胎头已入盆,待宫口开全后于全麻下上推肢体,将其回纳,然后经腹压胎头下降,以低位产钳助娩,或行内倒转术助胎儿娩出。

(2)头盆不称或伴有胎儿窘迫征象,应行剖宫产术。

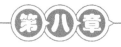

妊娠并发症

第一节 子宫破裂

子宫破裂是指妊娠期子宫破裂即子宫体或下段于妊娠时期或分娩期发生的子宫裂伤。子宫破裂发生率不同的地区有很大的差异,城乡妇幼保健网的建立和健全的程度不同,其发挥的作用也有明显差异,子宫破裂在城市医院已很少见到,而农村偏远地区时有发生。子宫破裂按发生时间可分为产前和产时,按程度可分为完全性和不完全性破裂,还可根据破裂的原因分为自发性和创伤性子宫破裂。

一、病因

主要因为子宫曾经手术或有过损伤和高龄多产妇。

(一)子宫自然破裂

1.阻塞性难产

阻塞性难产为常见的和最主要的原因。胎先露下降受阻,如骨盆狭窄,胎位异常,胎儿畸形,软产道畸形,以及盆腔肿瘤阻塞产道等均可造成胎先露下降受阻。临产后子宫上段强烈收缩,向下压迫胎儿,子宫下段被迫过度伸展过度而变薄,造成子宫破裂。

2.损伤性子宫破裂

不适当的实行各种阴道助产手术,如宫口未开全做产钳助娩或臀牵引术手法粗暴,忽略性横位,不按分娩机制,强行做内倒转术;或做破坏性手术如毁胎术,胎盘植入人工剥离胎盘等由于操作用力不当,损伤子宫。暴力压腹压助产即人工加压子宫底部促使胎儿娩出,也可使子宫破裂。

3.催产素应用不当

产程延长,未查明原因即滥用催产素,或宫颈未成熟应用催产素强行引产,有时胎儿从阴道前或后穹隆排出,造成子宫破裂。

4.子宫发育异常

如残角子宫,双角子宫,子宫发育不良在妊娠后期或分娩期发生破裂。

(二)瘢痕子宫破裂

1.剖宫产术或其他原因子宫切开术

如子宫畸形整形术、子宫穿孔或肌瘤剔除进宫腔修补术。妊娠晚期子宫膨大,分娩过程中瘢痕自发破裂。

2.子宫破裂以剖宫产瘢痕破裂

最为常见,与前次剖宫产的术式有关,子宫切口分为下段横切口或纵切口,一般术式选为下段横切口,妊娠晚期子宫下段拉长、变薄,易切开及缝合,易愈合,若子宫下段未充分伸展而施行手术,术中不能选子宫下段横切口而行子宫纵切口,子宫肌层相对厚,缝合对合不齐,使切口愈合不良,易发生子宫破裂及产后晚期出血。与前次剖宫产缝合技术有关,无论子宫下段横切口或纵切口,如果切口缝线太密、太紧,影响血运,边缘对合不齐或将内膜嵌入肌层、感染等因素使切口愈合不良,再次妊娠分娩易发生子宫破裂。

(三)本次妊娠的影响

1.胎盘的位置

因滋养叶细胞有侵袭子宫肌层的作用,若胎盘位置于瘢痕处,可造成瘢痕的脆弱。

2.妊娠间隔的时间

瘢痕子宫破裂与妊娠间隔有一定的关系,有资料表明,瘢痕子宫破裂最短为1年,最长为10年,一般2年之内子宫破裂为多。

3.妊娠晚期子宫膨大

如双胎、羊水过多、巨大儿等,一般孕周达38周胎头入骨盆,子宫下段撑薄,易发生子宫瘢痕破裂。

4.产力的影响

临产后子宫收缩牵拉瘢痕,易发生瘢痕的破裂。

二、临床表现

根据子宫破裂的发展过程,可分为先兆子宫破裂与子宫破裂两种。先兆破裂为时短暂,若无严密观察产程往往被忽略,发展为破裂。尤其为前次剖宫产史,常见于瘢痕破裂,有时在手术时才发现子宫肌层裂开。

(一)先兆破裂

(1)多见与产程延长与先露下降受阻,产妇突然烦躁不安,疼痛难忍,呼吸急促,脉搏细速。

(2)子宫肌层过度收缩与缩复而变厚,子宫下段逐渐变长变薄。腹部检查时子宫上下段明显出现病理缩复环即此环每次宫缩时逐渐上升,阵缩时子宫呈葫芦形,子宫下段有明显压疼。

(3)胎动活跃,胎心变慢或增快。提示胎儿宫内窘迫。

(4)产妇往往不能自解小便,膀胱因过度压迫而发生组织损伤,导致血尿。

(二)破裂

子宫破裂发生一刹那,产妇感到剧烈的疼痛。宫缩停止,腹痛稍感轻些,此后产妇出现的全身情况与破裂的性质(完全或不完全)、出血的多少有关。完全破裂,内出血多,患者血压下降,很快出现休克,胎动停止,胎心消失。出血和羊水的刺激有腹膜刺激症状,如压疼反跳痛及肌紧张等,不完全破裂症状可不典型,但在破裂处有固定的压痛。典型的子宫破裂诊断不困难,但若破裂发生在子宫后壁或不完全破裂则诊断较困难。

三、诊断

(一)依靠病史、体征

根据病史和临床表现可做出初步诊断。

(二)腹部检查

腹部检查全腹压痛和反跳痛,腹肌紧张,可叩及移动性浊音,腹壁下胎体可清楚扪及,子宫缩小,位于胎儿一侧,胎动停止,胎心消失。

(三)阴道检查

子宫破裂后,阴道检查可发现胎先露的上移,宫颈口缩小,可有阴道流血,有时可触到破裂口;但若胎儿未出宫腔,胎先露不会移位,检查动作要轻柔,有时会加重病情。

(四)B超诊断

可见胎儿游离在腹腔内,胎儿的一边可见收缩的子宫,腹腔的积液。

(五)腹腔或后穹隆穿刺

可明确腹腔内有无出血。

四、鉴别诊断

(一)胎盘早剥与子宫破裂

均有发病急,剧烈腹部疼痛,腹腔内出血,休克等症状,但前者患有妊高征,B超提示胎盘后血肿,子宫形状不变,亦不缩小。

(二)难产并发感染

个别难产病例,经多次阴道检查后感染,出现腹痛症状和腹膜炎刺激征,类似子宫破裂征象,阴道检查宫颈口不会回缩,胎儿先露不会上升,子宫亦不会缩小。

五、治疗

(一)先兆子宫破裂

早期诊断,及时恰当处理,包括输液、抑制宫缩的药物及抗生素的应用。一旦诊断子宫先兆破裂,希望能挽救胎儿,同时为了避免发展成子宫破裂,应尽快剖宫产术结束分娩。

(二)子宫破裂

一方面输液、输血、氧气吸入等抢救休克,同时准备剖腹手术,子宫破裂时间在12小时以内,破口边缘整齐,无明显感染,需保留生育功能者,可考虑修补缝合破口。破口大或撕裂不整齐,且又感染可能,考虑行次全子宫切除术。破裂口不仅在下段,且沿下段至宫颈口考虑行子宫全切术。如产妇已有活婴,同时行双侧输卵管结扎术。

(三)开腹探查子宫破裂外的部位

仔细检查阔韧带内、膀胱、输尿管、宫颈和阴道,如发现有损伤,及时行修补术。

六、预防与预后

做好孕期检查,正确处理产程,绝大多数子宫破裂可以避免。孕产期发生子宫破裂的预后与早期诊断、抢救是否及时、破裂的性质有关。减少孕产妇及围生儿的死亡率。

(1)建立健全的妇幼保健制度,加强围生期保健检查,凡有剖宫产史,子宫手术史,难产史,产前检查发现骨盆狭窄,胎位异常者,应预产期前 2 周入院待产。充分做好分娩前的准备,必要时择期剖宫产。

(2)密切观察产程,及时发现异常,出现病理缩复环或其他先兆子宫破裂征象时应及时行剖宫产。

(3)严格掌握催产素和其他宫缩剂的使用适应证:胎位不正,头盆不称,骨盆狭窄禁用催产素。双胎,胎儿偏大,剖宫产史,多胎经产妇慎用或不用催产素。无禁忌证的产妇,应用催产素应稀释后静脉滴注,由专人负责观察产程。禁止在胎儿娩出之前肌内注射催产素。

(4)严格掌握各种阴道手术的指征:遵守手术操作规程困难的阴道检查:如产钳,内倒转术后,剖宫产史及子宫手术史,产后应常规探查宫颈和宫腔有无损伤。

(5)严格掌握剖宫产指征:近年来,随着剖宫产率的不断上升,瘢痕子宫破裂的比例随之上升。因此,第一次剖宫产时,必须严格掌握剖宫产的指征。术式尽可能采取子宫下段横切口。

第二节 羊 水 栓 塞

一、概述

羊水栓塞是指在分娩过程中羊水进入母体血液循环,导致过敏性休克、肺血管痉挛及栓塞、弥散性血管内凝血、肾衰竭或突发死亡等一系列严重症状的综合征。羊水栓塞是一种罕见、凶险的分娩并发症,病死率高,国内外报道为 61%～86%。近年来研究认为,羊水栓塞的核心问题是过敏,是羊水进入母体循环后引起的一系列变态反应,有人建议将羊水栓塞改名为妊娠过敏综合征。

过强宫缩、急产、羊膜腔压力高是羊水栓塞的主要原因;胎膜破裂、前置胎盘、胎盘早剥、子宫破裂、剖宫产术中生理、病理性血窦开放是其发生的诱因。

二、临床表现

羊水栓塞的发病特点是起病急骤、来势凶险,多发生于分娩过程中。

(一)发病时期

羊水栓塞通常发生在自然破膜或人工破膜过程中(70%)及剖宫产(19%)和

产后 48 小时内（11％）。宫缩过强、滥用缩宫素引产或催产为本病发生的主要诱因。

（二）前驱症状

多数病例在发病时常首先出现突发寒战、烦躁不安、咳嗽气急、发绀、呕吐等前驱症状，这些症状往往被误认为感冒、宫缩过强、产妇紧张而不引起助产者注意。

（三）呼吸循环衰竭

羊水栓塞根据病情缓急可分为两种类型，即暴发型和缓慢型两类。前者呼吸循环系统症状明显，继前驱症状后即出现呼吸困难、发绀、心率增快且进行性加重、面色苍白、四肢厥冷、血压下降，也可出现昏迷和抽搐，肺部听诊可出现湿啰音。严重者发病急骤，仅惊叫一声或打一个哈欠，血压即消失，呼吸、心搏骤停。缓慢型呼吸循环系统症状较轻，甚至无明显症状，待至产后出现流血不止、血液不凝时始被发现。

（四）全身出血倾向

部分羊水栓塞患者经抢救度过了呼吸循环衰竭的休克期，继而出现DIC。呈现以子宫大出血为主的全身出血倾向，如黏膜、皮肤、针眼出血及血尿等，且血液不凝。值得注意的是部分羊水栓塞病例，缺少呼吸循环系统的症状，起病即以产后不易控制的大出血为主要表现，切不要误为单纯子宫收缩乏力性出血。

（五）多脏器损伤

本病全身脏器均受损害，除心脏外，肾脏是最常受损害的器官。当两个或两个以上重要器官同时或相继发生衰竭时，则称为多器官衰竭（MOF）。其病死率与衰竭器官数目相关，1 个器官衰竭持续＞1 天，其病死率为 40％，2 个器官衰竭时病死率上升为 60％，3 个或 3 个以上器官衰竭时则病死率高达 98％。

三、诊断

（一）诊断依据

主要靠临床表现，在血中找到胎儿有形物质可支持诊断。在胎膜破裂、胎儿娩出或手术中产妇突然出现寒战、烦躁不安、气急、尖叫、呛咳、呼吸困难、大出血、凝血功能障碍及不明原因休克、出血量与休克不成比例，应首先考虑为羊水栓塞，并在积极抢救的同时做进一步检查，以明确诊断。

(二)辅助检查

1.凝血功能检查

首先进行与 DIC 有关的实验室检查。目前 DIC 诊断的指标如下。

(1)血小板计数不高于 $5×10^9$/L 或进行性下降。

(2)纤维蛋白原不高于 1.5 g/L 或进行性下降。

(3)凝血酶原时间延长 3 秒以上。

(4)3P 试验阳性。

(5)纤维蛋白降解产物(FDP)不低于 80 μg/mL。

2.寻找有形物质

在颈静脉穿刺或股静脉切开时,在插管时取下腔静脉血或在剖宫产、切除子宫时宫旁静脉丛血 10 mL 找胎儿有形成分。

3.血气分析

PaO_2 下降,pH 下降,BE 下降。

4.胸部 X 线检查

大约 90% 的患者可以出现胸片异常,床边胸片可见双肺有弥散性浸润影,向肺门周围融合,伴右心扩大和轻度肺不张。

5.心功能检查

心电图、彩色多普勒超声检查提示:右心房、右心室扩大,心排血量减少及心肌劳损的表现。

6.死亡后诊断

(1)取右心室血做沉淀试验,血涂片寻找羊水有形成分。

(2)子宫切除标本病理检查,注意宫旁静脉血中有无羊水有形成分。

(3)尸检。

(三)特殊检查

1.Sialy Tn 抗原检测

胎粪及羊水中含有 Sialy Tn 抗原,检测母亲外周血浆及肺组织中的 Sialy Tn 抗原早期诊断羊水栓塞。

2.血清粪卟啉锌检测

粪卟啉锌是羊水和胎便中的特异物质,在孕妇血浆中几乎不存在,当羊水栓塞时血中粪卟啉锌明显增高,可用分光光度计测定其浓度进行羊水栓塞早期诊断。

3.类胰蛋白酶测定

羊水栓塞的发生是机体对羊水中的胎儿成分产生变态反应,以至肥大细胞脱颗粒释放组胺、类胰蛋白酶和其他介质引起机体发生严重的病理生理改变所致。

四、治疗

早诊断、早治疗是成功救治的关键。当患者出现寒战、呛咳、呼吸困难、休克与出血量不成比例、多部位出血、血液不凝时应首先考虑羊水栓塞,应边组织抢救,边进行实验室检查,决不可等待有检验结果后再予急救。

(一)紧急处理

(1)有效给氧:立即高浓度面罩给氧,流量 $5\sim10$ L/min。如 5 分钟不改善,应及时行气管插管人工呼吸机正压给氧。保持血氧饱和度在 90% 以上。

(2)尽快开放静脉通道,至少两条,便于用药及输液,同时抽取下腔静脉血 5 mL用于诊断。

(3)心搏骤停者立即徒手心肺复苏。

(二)抗过敏

(1)氢化可的松:首选药物,200 mg＋10% 葡萄糖 10 mL 静脉推注,随后 500 mg＋10% 葡萄糖500 mL静脉滴注。

(2)地塞米松:20 mg＋25% 葡萄糖 20 mL 静脉推注,然后根据病情再继续滴注地塞米松 20 mg。

(三)解除肺动脉高压

(1)盐酸罂粟碱:首选药物。首次:$30\sim90$ mg＋10% 葡萄糖 20 mL 静脉滴注。与阿托品同时应用,扩张肺小动脉效果更好。总量不超过 300 mg/d。

(2)阿托品:$1\sim2$ mg＋5%$\sim$10% 葡萄糖 10 mL 中,每 $15\sim30$ 分钟静脉注射 1 次,直至患者面部潮红或症状好转为止。心率每分钟>120 次者慎用。

(3)氨茶碱:250 mg＋5%$\sim$10% 葡萄糖 20 mL 中静脉缓慢推注,必要时可重复使用 $1\sim2$ 次/24 小时。

(4)酚妥拉明:$5\sim10$ mg＋5%$\sim$10% 葡萄糖 $250\sim500$ mL 静脉滴注,以 0.3 mg/min滴速为佳。

(四)抗休克

(1)补充血容量:尽快输新鲜血和血浆补充血容量。

(2)升压药:多巴胺 20 mg＋10% 葡萄糖 250 mL 静脉滴注,开始滴速为

20 滴/分,根据血压调整滴速。

(3)纠正心力衰竭:常用毛花苷 C 0.2～0.4 mg＋10％葡萄糖 20 mL 静脉注射,必要时 4～6 小时重复。

(4)纠正酸中毒:首次可给 5％碳酸氢钠 150～250 mL,以后根据动脉血血气分析及酸碱测定结果酌情给药。

(五)防治 DIC

(1)肝素钠:用于羊水栓塞早期的高凝状态,在症状发作后 10 分钟内应用效果最好。首次肝素用量为 25～50 mg＋0.9％盐水 100 mL 静脉滴注。同时静脉输注新鲜全血、纤维蛋白原(1 次 4～6 g)、血小板悬液、洗涤红细胞和新鲜冰冻血浆,可用于治疗继发于 DIC 的出血倾向。

(2)补充凝血因子:应及时补充,输新鲜血或血浆、纤维蛋白原等。

(3)抗纤溶药物:在有纤溶亢进时,给予抗纤溶药物。氨甲苯酸 0.1～0.3 g＋5％葡萄糖 20 mL 缓慢静脉推注。

(六)预防肾衰竭

当血容量补足后,血压回升而每小时尿量仍少于 17 mL 时,应给予呋塞米(速尿)20～40 mg 静脉注射或 20％甘露醇 250 mL 静脉滴注治疗。

(七)预防感染

选用对肾脏毒性小的广谱抗生素。

(八)产科处理

(1)宫口未开全者行剖宫产终止妊娠。

(2)宫口开全,无头盆不称者阴道助娩结束分娩。

(3)术时及产后密切注意子宫出血情况,对难以控制的大出血且血液不凝者,可行子宫切除术,术后放置腹腔引流管。

第三节　产后出血

产后出血是指胎儿娩出后 24 小时内阴道流血量超过 500 mL。产后出血是分娩期严重的并发症,是产妇四大死亡原因之首。产后出血的发病数占分娩总数的 2%～3%,如果先前有产后出血的病史,再发风险增加 2～3 倍。

产后出血可导致失血性休克、产褥感染、肾衰竭及继发垂体前叶功能减退等直接危及产妇生命。

一、子宫收缩乏力所致出血

宫缩乏力性出血依然是产后出血的主要原因,占 70%～90%,及时有效地处理宫缩乏力性产后出血,对降低孕产妇死亡率十分关键。

(一)病因与发病机制

引起子宫收缩乏力性产后出血的原因有多种,凡是影响子宫收缩和缩复功能的因素都可引起子宫乏力性产后出血,常见的有全身因素、子宫局部因素、产程因素、产科并发症、内分泌及药物因素等。

1.全身因素

孕妇的体质虚弱,妊娠合并心脏病,高血压、肝脏疾病、血液病等慢性全身性疾病均可致产后宫缩乏力。另外,产妇可因产程中对分娩的恐惧及精神紧张和产后胎儿性别不理想等精神因素使大脑皮质功能紊乱,加上产程中进食不足及体力消耗,水电解质平衡紊乱,均可导致宫缩乏力。

2.子宫局部因素

(1)子宫肌纤维过度伸展:如多胎妊娠、巨大儿、羊水过多等,使子宫肌纤维失去正常收缩能力。

(2)子宫肌壁损伤:经产妇使子宫肌纤维变性,结缔组织增生影响子宫收缩。急产、剖宫产和子宫肌瘤剥除术后,都可因子宫肌壁的损伤影响宫缩。

(3)子宫病变:子宫畸形(如双角子宫、残角子宫、双子宫等)、子宫肌瘤、子宫腺肌病等,均能引起产后宫缩乏力。

3.产程因素

产程延长、滞产、头盆不称或胎位异常试产失败等,都可引起继发性宫缩乏力,导致产后出血。

4.产科并发症

妊娠期高血压疾病、宫腔感染、胎盘早剥、前置胎盘等可因子宫肌纤维水肿,子宫胎盘卒中,胎盘剥离面渗血,子宫下段收缩不良等引起宫缩乏力性产后出血。

5.内分泌失调

产时和产后,产妇体内雌激素、缩宫素及前列腺素合成与释放减少,使缩宫素受体数量减少,肌细胞间隙连接蛋白数量减少。子宫平滑肌细胞 Ca^{2+} 浓度降低,肌浆蛋白轻链激酶及 ATP 酶不足,均可影响肌细胞收缩,导致宫缩乏力。

6.药物影响

产前及产时使用大剂量镇静剂、镇痛剂及麻醉药,如吗啡、氯丙嗪、硫酸镁、哌替啶、苯巴比妥钠等,都可以使宫缩受到抑制而发生宫缩乏力性产后出血。

(二)临床表现

子宫收缩乏力性产后出血可发生在胎盘娩出前也可以在胎盘娩出后,胎盘娩出后阴道多量流血及失血性休克等相应症状,是产后出血的主要临床表现。主要表现为胎盘娩出后阴道流血较多,按压宫底有血块挤出。也可以没有突然大量的出血,但有持续的中等量出血,直到出现严重的血容量不足,产妇可出现烦躁、皮肤苍白湿冷、脉搏细弱、脉压缩小等休克症状。

(三)诊断

1.估计失血量

胎盘娩出后 24 小时>500 mL 可诊断产后出血。估计失血量的方法如下:①称重法,失血量(mL)=[胎儿娩出后的接血敷料湿重(g)-接血前敷料干重(g)]/1.05(血液比重 g/mL)。②容积法,用产后接血容器收集血液后,放入量杯测量失血量。③面积法,可按接血纱块血湿面积粗略估计失血量。④监测生命体征、尿量和精神状态,见表 8-1。⑤休克指数法,休克指数=心率/收缩压(mmHg),见表 8-2。⑥血红蛋白含量测定,血红蛋白每下降 10 g/L,失血 400~500 mL。但是产后出血早期,由于血液浓缩,血红蛋白值常不能准确反映实际出血量。

表 8-1 产后出血的临床表现

失血量占血容量比例(%)	脉搏(次)	呼吸(次)	收缩压差	脉压	毛细血管再充盈速度	尿量(mL)	中枢神经系统症状
<20	正常	14~20	正常	正常	正常	>30	正常
20~30	>100	>20≤30	稍下降	偏低	延迟	20~30	不安
31~40	>120	>30≤40	下降	低	延迟	<20	烦躁
>40	>140	>40	显著下降	低	缺少	0	嗜睡或昏迷

表 8-2　休克指数与失血量

休克指数	估计失血量(mL)	估计失血量占血容量的比例(%)
<0.9	<500	<20
1.0	1 000	20
1.5	1500	30
≥2.0	≥2 500	≥50

2.确诊条件

(1)出血发生于胎盘娩出后。

(2)出血为暗红色或鲜红色,伴有血块。

(3)宫底升高,子宫质软、轮廓不清,阴道流血多或剖宫产时,可以直接触到子宫呈疲软状。按摩子宫及应用缩宫剂后,子宫变硬,阴道流血可减少或停止。

(4)除外产道裂伤、胎盘因素和凝血功能障碍因素所致产后出血。

(四)处理

宫缩乏力性产后出血的处理原则为:正确估计失血量和动态监护、针对病因加强宫缩、止血、补充血容量、纠正失血性休克、预防多器官功能衰竭及感染。

1.正确估计出血量和动态监护

准确估计失血量是判断病情和选择实施抢救措施的关键。估计失血量>500 mL时,则须及时采取必要的动态监护措施,如:凝血功能、水电解质平衡,持续心电监护,持续监测血压、脉搏等生命体征;必要时可以连续检测血红蛋白浓度及凝血功能。

2.处理方法

(1)子宫按摩或压迫法:可采用经腹按摩或经腹经阴道联合按压。经腹按摩方法为,胎盘娩出后,术者一手的拇指在前、其余四指在后,在下腹部按摩并压迫宫底,挤出宫腔内积血,促进子宫收缩;经腹经阴道联合按压法为,术者一手戴无菌手套伸入阴道握拳置于阴道前穹隆,顶住子宫前壁,另一只手在腹部按压子宫后壁,使宫体前屈,两手相对紧压并均匀有节律地按摩子宫;剖宫产时可以手入腹腔,直接按摩宫底,增强子宫收缩。按摩时间以子宫恢复正常收缩并能保持收缩状态为止,同时要配合应用宫缩剂。

(2)宫缩剂的应用:①缩宫素为预防和治疗产后出血的一线药物。治疗产后出血方法为:缩宫素10 U肌内注射、子宫肌层或宫颈注射,以后10~20 U加入500 mL晶体液中静脉滴注,给药速度根据患者的反应调整,常规速度

250 mL/h,约 80 mU/min。静脉滴注能立即起效,但半衰期短(1~6 分钟),故需持续静脉滴注。缩宫素应用相对安全,大剂量应用时可引起高血压、水钠潴留和心血管系统不良反应;一次大剂量静脉注射未稀释的缩宫素,可导致低血压、心动过速和(或)心律失常,甚至心搏骤停,虽然合成催产素制剂不含抗利尿激素,但仍有一定的抗利尿作用,大剂色应用特别是持续长时间静脉滴注可引起水中毒。因缩宫素有受体饱和现象,无限制加大用量反而效果不佳,并可出现不良反应,故 24 小时总量应控制在60 U内。②卡前列素氨丁三醇(为前列腺素 $F_{2\alpha}$ 衍生物(15-甲基 $PGF_{2\alpha}$),引起全子宫协调有力的收缩。用法为 250 μg(1 支)深部肌内注射或子宫肌层注射,3 分钟起作用,30 分钟达作用高峰,可维持 2 小时;必要时可重复使用,总量不超过 8 个剂量。此药可引起肺气道和血管痉挛外,另外的不良反应有腹泻、高血压、呕吐、高热、颜面潮红和心动过速。哮喘、心脏病和青光眼患者禁用,高血压患者慎用。③米索前列醇:系前列腺素 E_1 的衍生物,可引起全子宫有力收缩,应用方法:米索前列醇 200~600 μg顿服或舌下给药,口服10 分钟达高峰,2 小时后可重复应用,米索前列醇不良反应者恶心、呕吐、腹泻、寒战和体温升高较常见;高血压、活动性心、肝、肾脏病及肾上腺皮质功能不全者慎用,青光眼、哮喘及过敏体质者禁用。

(3)手术治疗:在上述处理效果不佳时,可根据患者情况和医师的熟练程度选用下列手术方法。①宫腔填塞:有宫腔水囊压迫和宫腔纱条填塞两种方法,阴道分娩后宜选用水囊压迫,剖宫产术中选用纱条填塞。宫腔填塞后应密切观察出血量、子宫底高度、生命体征变化等,动态监测血红蛋白、凝血功能的状况,以避免宫腔积血,水囊或纱条放置 24~48 小时后取出,要注意预防感染。②B-Lynch 缝合:用于子宫缩乏力性产后出血,子宫按摩和宫缩剂无效并有可能切除子宫的患者。方法:将子宫托出腹腔,先试用两手加压观察出血量是否减少以估计 B-Lynch 缝合成功止血的可能性,加压后出血基本停止,则成功可能性大,可行 B-Lynch 缝合术。下推膀胱腹膜返折进一步暴露子宫下段。应用可吸收线缝合,先从右侧子宫切口下缘 2~3 cm、子宫内侧 3 cm 处进针,经宫腔至距切口上缘 2~3 cm、子宫内侧 4 cm 出针;然后经距宫角3~4 cm宫底将缝线垂直绕向子宫后壁,于前壁相应位置进针进入宫腔横向至左侧后壁与右侧相应位置进针,出针后将缝线垂直通过宫底至子宫前壁,与右侧相应位置分别于左侧子宫切口上、下缘缝合。收紧两根缝线,检查无出血即打结。然后再关闭子宫切口。子宫放回腹腔观察 10 分钟,注意下段切口有无渗血,阴道有无出血及子宫颜色,若正常即逐层关腹。B-Lynch 缝合术后并发症的报道较为罕见,但有感染和组织坏死的可能,应掌握手术适应证。③盆腔血管结扎:包括子宫动脉结扎和髂内动脉结扎。子宫血管结扎适用于难治性产后出血,尤其是剖宫产术中宫缩乏力性出血,经宫缩剂和按摩子宫无效,或子宫切口撕裂而局部止血困难者。推荐五步血管结扎法:单侧子宫动脉上行支结扎;双侧子宫动脉上行支结扎;子宫动脉下行支结扎;单侧卵巢子宫血管吻合支结扎;双侧卵巢子宫血管吻合支结扎。髂内动脉结扎术手术操作困难,需要由盆底手术熟练的妇产科医师操作。适用于宫颈或盆底渗血、宫颈或阔韧带出血、腹膜后血肿、保守治疗无效的产后出血,结扎前后需准确辨认髂外动脉和股动脉,必须小心勿损伤髂内静脉,否则可导致严重的盆底出血。④经导管动脉栓塞(transcatheter arterial embolization,TAE):适应证为经保守治疗无效的各种难治性产后出血,生命体征稳定。禁忌证为生命体征不稳定、不宜搬动的患者;合并有其他脏器出血的 DIC;严重的心、肝、肾和凝血功能障碍;对造影剂过敏者。方法:局麻下行一侧腹股沟韧带中点股动脉搏动最强点穿刺,以 Seldinger 技术完成股动脉插管。先行盆腔造影,再行双侧髂内动脉及子宫动脉造影,显示出血部位及出血侧子宫动脉,大量造影剂外溢区即为出血处。迅速将导管插入出血侧的髂内动脉前干,行髂内动脉栓塞术(internal iliac artery embolization,ⅡAE)或子宫动脉栓塞术(uterial artery embolization,UAE),两者均属经导管动脉栓塞术(transcatheter arterial embolization,TAE)的范畴。固定导管,向该动脉注入带抗生素的吸收性明胶海绵颗粒或吸收性明胶海绵条或吸收性明胶海绵弹簧钢圈后,直至确认出血停止,行数字减影成像技术(DSA)造影证实已止血成功即可,不要过度栓塞。同法栓塞对侧。因子宫供血呈明显的双侧性,仅栓塞一侧子宫动脉或髂内动脉前干将导致栓塞失败。临床研究结果表明术中发生的难治性产后出血以髂内动脉结扎术和子宫切除术为宜。而术后或顺产后发生的顽固性出血可选择髂内动脉栓塞术。对于复发出血者,尚可再次接受血管栓塞治疗。⑤子宫切除术:适用于各种保守性治疗方法无效者。一般为次全子宫切除术,如前置胎盘或部分胎盘植入宫颈时行子宫全切除术。操作注意事项:由于子宫切除时仍有活动性出血,故需以最快的速度"钳夹、切断、下移",直至钳夹至子宫动脉水平以下,然后缝合打结,注意避免损伤输尿管。对子宫切除术后盆腔广泛渗血者,用大纱条填塞压迫止血并积极纠正凝血功能障碍。

3.补充血容量纠正休克

产妇可因出血量多,血容量急剧下降发生低血容量性休克。在针对病因加强宫缩和止血的同时,应积极纠正休克。建立有效静脉通道,监测中心静脉压、血气、尿量,补充晶体平衡液及血液、新鲜冰冻血浆等,有效扩容纠正低血容量性休克。对于难治性休克,在补足血容量后可给予血管活性药物升压。另外可短期大量使用肾上腺皮质激素,有利于休克的纠正。在积极抢救,治疗病因之后,达到以下状况时,可以认为休克纠正良好:出血停止;收缩压>12.0 kPa(90 mmHg);中心静脉压回升至正常;脉压>4.0 kPa(30 mmHg);脉搏<100 次/分;尿量>30 mL/h;血气分析恢复正常;一般情况良好,皮肤温暖、红润、静脉充盈、脉搏有力。

4.预防多器官功能障碍

严重的宫缩乏力性产后出血可发生凝血功能障碍,并发 DIC,继而发生多脏器衰竭。休克和多脏器衰竭是产后出血的主要死因,因此治疗宫缩乏力性产后出血时需注意主要脏器的功能保护。明显的器官功能障碍应当采用适当的人工辅助装置,如血液透析、人工心肺机等。

5.预防感染

产妇由于大量出血而机体抵抗力降低,且抢救过程中难以做到完全无菌操作,因此,有效止血和控制病情同时还需应用足量的抗生素预防感染。

(五)预防

重视产前保健、积极治疗引起产后宫缩乏力的疾病、正确处理产程、加强产后观察,可有效降低宫缩乏力性产后出血的发生率。

(1)加强孕期保健,定期产检,发现有引起宫缩乏力性产后出血的高危因素及时入院诊治。

(2)积极预防和治疗产科并发症及妊娠合并症。

(3)正确处理产程,重视产妇休息及饮食,防止疲劳及产程延长;合理使用子宫收缩剂及镇静剂;对孕妇进行精神疏导,减少精神紧张情绪。对有发生宫缩乏力性产后出血可能者适时给予宫缩剂加强宫缩。

(4)加强产后观察,产后产妇应在产房中观察 2 小时,仔细观察产妇的生命体征、宫缩及阴道流血情况,发生异常及时处理。离开产房前鼓励产妇排空膀胱,鼓励产妇与新生儿早接触、早吸吮,能反射性引起子宫收缩,减少出血量。

二、胎盘因素所致出血

(一)概述

胎盘因素是导致产后出血的第二大原因,仅次于子宫收缩乏力,文献报道占产后出血总数的7%～24%。近年来由于剖宫产及宫腔操作增加,胎盘因素所致产后出血的比例有明显上升趋势,成为严重产后出血且必须切除子宫的最常见原因。主要包括胎盘剥离不全、胎盘剥离后滞留、胎盘嵌顿、胎盘粘连、胎盘植入、胎盘和(或)胎膜残留以及前置胎盘等。

(二)分类

1.胎盘剥离不全

胎盘剥离不全多见于宫缩乏力或第三产程处理不当,如胎盘未剥离而过早牵拉脐带或刺激子宫,使胎盘部分自宫壁剥离,影响宫缩,剥离面血窦开放引起出血不止。

2.胎盘剥离后滞留

胎盘剥离后滞留多由宫缩乏力或膀胱充盈等因素影响胎盘下降,胎盘从宫壁完全剥离后未能排出而潴留在宫腔内影响子宫收缩引起。

3.胎盘嵌顿

由于使用宫缩剂不当或第三产程过早及粗暴按摩子宫等,引起宫颈内口附近子宫肌呈痉挛性收缩,形成狭窄环,使已全部剥离的胎盘嵌顿于宫腔内,影响子宫收缩致出血。

4.胎盘粘连

在引起产后出血的胎盘因素中胎盘粘连最常见,胎儿娩出后胎盘全部或部分粘连于子宫壁上,不能自行剥离,称为胎盘粘连,易引起产后出血。胎盘粘连包括所有胎盘小叶的异常粘连(全部胎盘粘连),累及几个胎盘小叶(部分胎盘粘连),或累及一个胎盘小叶(灶性胎盘粘连)。

5.胎盘植入

胎盘植入指胎盘绒毛因子宫蜕膜发育不良等原因而植入子宫肌层,临床上较少见。根据胎盘植入面积又可分为完全性与部分性两类。其发生与既往有过宫内膜损伤及感染有关,绒毛可侵入深肌层达浆膜层甚至穿透浆膜层形成穿透性胎盘,可引起子宫自发破裂。

6.胎盘小叶、副胎盘和(或)胎膜残留

部分胎盘小叶、副胎盘或部分胎膜残留于宫腔内,影响子宫收缩而出血。常因过早牵拉脐带、过早用力揉挤子宫所致。

7.胎盘剥离出血活跃

胎盘剥离过程中出血过多。

8.胎盘早剥

子宫卒中子宫肌纤维水肿弹性下降,易引起宫缩乏力而致产后出血。

9.前置胎盘

在引起剖宫产产后出血的胎盘因素中,最常见的即前置胎盘。前置胎盘易并发产后出血原因主要有以下 3 点:首先,在胎盘前置时,胎盘附着于子宫下段或覆盖于子宫颈中,其附着部位肌肉薄弱或缺乏,胎盘剥离后,不能有效收缩关闭血管,从而导致出血不止,引起产后出血;其次,前置胎盘易发生胎盘粘连及植入肌层,胎盘剥离时出血较多;第三,当胎盘附着于子宫前壁时,切开子宫很容易损伤胎盘而出血。

(三)高危因素

在蜕膜形成缺陷的情况下胎盘粘连比较常见,许多临床资料显示发生胎盘粘连、植入、滞留、前置胎盘与多胎、多产、炎症、化学药物刺激、机械损伤等因素造成子宫内膜损伤有密切关系。随着人工流产次数的增多,胎盘因素所引起的产后出血也逐渐增多,多次吸宫或刮宫过深损伤子宫内膜及其浅肌层可造成再次妊娠时子宫蜕膜发育不良,因代偿性扩大胎盘面积或增加覆着深度以摄取足够营养,使胎盘粘连甚至植入发生率增加。另外,子宫内膜面积减少可引起胎盘面积增加或发生异位形成前置胎盘造成产后大出血。部分患者由于人工流产术中无菌技术操作不严或过早性生活引起子宫内膜炎。

(四)临床特点

胎盘因素导致的产后出血一般表现为胎盘娩出前阴道多量流血,常伴有宫缩乏力,子宫不呈球状收缩,宫底上升,脐带不下移。胎盘娩出,宫缩改善后出血停止。出血的特点为间歇性,血色暗红,有凝血块。胎盘小叶或副胎盘残留是在胎儿娩出后胎盘自然娩出,但阴道流血较多,似子宫收缩不良,应仔细检查胎盘是否完整和胎膜近胎盘周围有无血管分支或有无胎盘小叶缺如的粗糙面。完全性胎盘粘连或植入在手取胎盘前往往出血极少或不出血,而在试图娩出胎盘时可出现大量出血,甚至有时牵拉脐带可导致子宫内翻。胎盘嵌顿时在子宫下段可发现狭窄环。胎盘嵌顿引起的产后出血比较隐匿,出血量与血流动力学的改变不相符。

B 超声像特征:正常产后子宫声像图为子宫体积明显增大,宫壁均匀增厚,内膜显示清晰。单纯胎盘残留与胎盘粘连均表现为宫腔内光点密集及边缘轮廓较清晰的光团,提示胎盘胎膜瘤。胎盘植入则表现为宫腔内见胎盘组织样回声,其与部分子宫肌壁关系密切,局部子宫肌壁明显薄于对侧。

(五)治疗措施

1.胎盘剥离不全及粘连

胎盘剥离不全及粘连绝大多数可徒手剥离取出。手取胎盘的方法为在适当的镇痛或麻醉下,一手在腹壁按压固定宫底,另一手沿着脐带通过阴道进入子宫。触到胎盘后,即用手掌尺侧进入胎盘边缘与宫壁之间逐步将胎盘与子宫分离,部分残留用手不能取出者,用大号刮匙刮取残留物,最好在 B 超引导下刮宫。若徒手剥离胎盘时,手感分不清附着界限则切忌以手指用力分离胎盘,因很可能是完全性胎盘粘连或胎盘植入。

2.完全性胎盘粘连或胎盘植入

完全性胎盘粘连或胎盘植入以子宫切除为宜。若出血不多需保留子宫者可保守治疗,子宫动脉栓塞术或药物(甲氨蝶呤或米非司酮)治疗都有较好效果。

(1)药物治疗。①米非司酮:是一种受体水平抗孕激素药物,它能抑制滋养细胞增生,诱导和促进其凋亡,能引起胎盘绒毛膜滋养层细胞周期动力学发生明显变化,阻断细胞周期的运转,从而抑制滋养层细胞的增生过程,引起蜕膜和绒毛组织的变性。用法:米非司酮 50 mg 口服,3 次/天,共服用 12 天。②MTX:10 mg肌内注射,1 次/天,共 7 天;或 MTX 1 mg/kg 单次肌内注射。如血β-HCG下降不满意一周后可重复 1 次用药。③中药治疗:生化汤主要成分有当归 8 g,川芎 3 g,桃仁 6 g,炙甘草 5 g,蒲黄 5 g,红花 6 g,益母草9 g,泽兰 3 g,炮姜 6 g,南山植 6 g,五灵脂 6 g,水煎服,每天 1 剂,2 次/天,5 天为 1 个疗程。

(2)盆腔血管栓塞术:盆腔血管栓塞术由经验丰富的放射介入医师进行,其栓塞成功率可达 95%。对还有生育要求的产妇,可避免子宫切除。介入栓塞的方法是局部麻醉下将一导管置入腹主动脉内,应用荧光显影技术确定出血血管,并放入可吸收的吸收性明胶海绵栓塞出血血管,达到止血目的。若出血部位不明确,可将吸收性明胶海绵置入髂内血管。此法对多数宫腔出血有效。

3.胎盘剥离后滞留

首先导尿排空膀胱,用手按摩宫底使子宫收缩,另一手轻轻牵拉脐带协助胎盘娩出。

4.胎盘嵌顿在子宫狭窄环以上者

可使用静脉全身麻醉下,待子宫狭窄环松解后,用手取出胎盘当无困难。

5.胎盘剥离出血活跃

胎盘剥离过程中出现阴道大量流血需立即徒手剥离胎盘娩出,并给予按摩子宫及应用宫缩制剂。

6.前置胎盘剥离面出血者

可"8"字缝合剥离面止血或用垂体后叶素 6 U 稀释于 20 mL 生理盐水中，于子宫内膜下多点注射，显效快，可重复使用，无明显不良反应。B-lynch 缝合术也是治疗前置胎盘产后出血较好的保守治疗手段。胎盘早剥子宫卒中并有凝血功能障碍者，要输新鲜血浆，补充凝血因子。Fg<1.5 g/L 时，输纤维蛋白原，输 2~4 g，可升高 1 g/L，BPC<50×10⁹/L，输 BPC 悬液。

7.宫腔填塞术

前置胎盘或胎盘粘连所导致的产后出血，填塞可以控制出血。宫腔填塞主要有两类方法，填塞球囊或填塞纱布。可供填塞的球囊有专为宫腔填塞而设计的，能更好地适应宫腔形状，如 Bakri 紧急填塞球囊导管；原用于其他部位止血的球囊，但并不十分适合宫腔形状，如森-布管、Rusch 泌尿外科静压球囊导管；利用产房现有条件的自制球囊，如手套或避孕套。宫腔填塞纱布是一种传统的方法，其缺点是不易填紧，且因纱布吸血而发生隐匿性出血，建议统一使用规格为 10 cm×460 cm 长的纱布，所填入纱布应于 24 小时内取出，宫腔填塞期间须予抗生素预防感染；取出纱条前应先使用缩宫素，促进子宫收缩，减少出血。

(六)预防措施

加强婚前宣教，做好计划生育，减少非意愿妊娠，减少人工流产次数，以降低产后出血的发生率。为了预防产后出血，重视第三产程的观察和处理，胎儿娩出后配合手法按摩子宫，正确及时使用缩宫药物，以利胎盘剥离排出，密切观察出血量，仔细检查胎盘、胎膜娩出是否完整，胎膜边缘有无断裂的血管残痕，如有，应在当时取出。胎盘未娩出前有较多阴道流血或胎儿娩出后 10 分钟未见胎盘自然剥离征象时要及时实施宫腔探查及人工剥离胎盘术可以减少产后出血。有文献报道第三产程用米索前列腺醇400 μg＋NS 5 mL 灌肠，能减少产后出血量。

对于前置胎盘者，尤其是中央型及部分型前置胎盘，需做好产后出血抢救的各项准备工作，应由有经验的高年资医师上台参与手术，手术者术前要亲自参与 B 超检查，了解胎盘的位置及胎盘下缘与子宫颈内口的关系，选择合适的手术切口，从而有效降低产后出血的发生率，术中要仔细检查子宫颈内口是否有活动性出血，因为有可能发生阴道出血，但宫腔无出血而掩盖了出血现象。

三、软产道损伤

(一)概述

软产道损伤是指子宫下段、子宫颈、阴道、盆底及会阴等软组织在分娩时所引起的损伤。在妊娠期间,软产道组织出现一系列生理性改变,如子宫、阴道、盆底等处的肌纤维增生和肥大,软产道各部的血管增多与充血,淋巴管较扩张,结缔组织变松软,以及阴道壁黏膜增厚、皱襞增多等,因而使软产道组织血液丰富,弹性增加,并且有一定的伸展性。由于这些变化,在分娩时能经受一定程度的压力和扩张,因而有利于胎儿的通过与娩出。但有时由于分娩过程所需的软产道扩张程度已超过最大限度,如娩出巨大胎儿时,或软产道本身有病变不能相应扩张,或在娩出胎儿的助产中操作不当,均可导致不同程度的软产道损伤。

(二)临床表现及诊断

胎儿娩出后出血,血色鲜红能自凝,出血量与裂伤程度以及是否累及血管相关,裂伤较深或波及血管时,出血较多。检查子宫收缩良好,则应仔细检查软产道可明确裂伤及出血部位。特别是急产、阴道助产、臀牵引手术产等,应全面检查会阴、阴道、宫颈以便明确是否有裂伤。有时产道裂伤形成血肿,造成隐性失血,小血肿无症状,若大血肿位于腹膜后及阔韧带等部位,表现为分娩后及剖宫产术后出现心慌、头晕、面色苍白、皮肤湿冷、血压下降、脉搏细速、尿量减少,阴道出血不多、子宫收缩正常、按压子宫无明显血液流出,B超检查有助于明确诊断。

(三)分类及处理

1.会阴阴道裂伤

阴道壁和会阴部的裂伤,是产妇在分娩时最常见的并发症。阴道、会阴裂伤按损伤程度可分为4度:Ⅰ度裂伤是指会阴部皮肤及阴道入口黏膜撕裂;Ⅱ度裂伤指裂伤已达会阴体筋膜及肌层,累及阴道后壁黏膜,向阴道后壁两侧沟延伸并向上撕裂,解剖结构不易辨认;Ⅲ度裂伤指裂伤向会阴深部扩展,肛门外括约肌已断裂,直肠黏膜尚完整;Ⅳ度裂伤指肛门、直肠和阴道完全贯通,直肠肠腔外露,组织损伤严重。发生会阴裂伤后,应立即修补、缝合,缝合时应按解剖层次缝合,注意缝至裂伤底部,避免遗留无效腔,更要避免缝线穿过直肠黏膜,否则将形成瘘管。同时缝合时必须注意止血及无菌操作,避免发生血肿及感染。对于Ⅲ、Ⅳ度裂伤,首先用Allis钳夹住括约肌断端(断裂时括约肌回缩),用2-0缝线间断缝合,然后用3-0缝线修补直肠,再行阴道黏膜,会阴部肌肉和皮肤缝合。术后注意应用抗生素预防感染。

2.外阴、阴蒂裂伤

阴道分娩时,保护会阴不得当,仅注意保护会阴体,强力压迫后联合,忽略胎头仰伸助其成为俯屈状态,虽会阴未裂伤而导致外阴大小阴唇或前庭阴蒂裂伤小动脉破裂出血,分娩后应仔细检查,发现活动性出血用细线缝合。

3.宫颈裂伤

宫口未开全时,产妇即用力屏气;宫缩过强,宫颈尚未充分扩张而已被先露部的压力所冲破;胎儿方位异常,如枕横位、枕后位、颜面位,宫颈着力不均匀造成损伤及先天性宫颈发育异常的产妇,行阴道助产手术或阴道手术的操作方法不够正确,如产钳之钳叶,误置在宫颈之外,或用产钳旋转胎头的方法不当;在第一产程时曾用力把宫颈托上,企图刺激宫缩与促使宫颈口迅速扩张;这些均有可能引起宫颈撕裂。

疑为宫颈裂伤应暴露宫颈直视下观察,若裂伤浅且无明显出血,可不予缝合并不做宫颈裂伤诊断,若裂伤深且出血多,有活动性出血,应用两把卵圆钳牵拉裂伤两侧的宫颈,在裂口顶端 0.5 cm 健康组织处先缝合一针,避免裂伤缩血管出血形成血肿,之后间断缝合,最后一针应距宫颈外侧端 0.5 cm 处止,以减少日后发生宫颈口狭窄的可能性。若经检查宫颈裂口已达穹隆涉及子宫下段时,特别是 3 点、9 点部位的裂伤,可伤及子宫动脉,若勉强盲目缝合,还可能伤及输尿管和膀胱,此时应剖腹探查,结合腹部、阴道行裂伤修补术。

4.阔韧带、腹膜后血肿

凡分娩后及剖宫产术后出现阴道出血正常、子宫收缩正常、按压子宫无明显血液流出,进行性贫血和剧烈腹痛伴腹部包块者应考虑本病的可能。超声波能检查出膀胱后由于出血形成的暗区或反光团块,并可探及子宫破裂处子宫壁不完整,该处可见到血肿暗区或中强反光团块及条索状反光带。较大的或伴有感染的血肿,需待血肿部分吸收或感染控制后才可见到此征象。

阔韧带、后腹膜血肿的处理方法如下。

(1)保守治疗:监测生命体征,4～6 小时复查血常规、凝血功能。B 超检查动态观察血肿有无进行性增大。快速补充足够的血容量,抗休克治疗。

(2)急诊剖腹探查:腹膜后血肿是否需切开探查,须按其血肿范围、血流动力学相关指标变化情况来决定,不可以盲目地剖腹探查,增加手术的风险性。腹膜后血肿多由盆壁静脉丛、骨盆小血管出血形成,由于血肿能在腹膜后产生填塞及压迫作用,出血可能自行停止,此种血肿若切开,破坏后腹膜完整性,可引起无法控制出血的危险。若动态观察见血肿属稳定型,范围不大,张力小,无搏动等,无须切开探查。反之,观察见血肿属扩张型,范围大,张力高,有搏动,应及时切开探查并做相应处理。阔韧带血肿一般行剖腹探查止血。若由剖宫产术后所致的腹膜后血肿可拆除子宫下段切口可吸收缝线,从新全层连续缝合子宫下段切口,缝合子宫下段切口时超过子宫下段切口两侧 1.5~2 cm,观察切口无出血,阔韧带、后腹膜血肿无增大后,常规关闭腹腔;若子宫破裂合并感染则切除子宫。另外,清理腹腔时不要彻底清理干净血肿,因为血肿可起到压迫作用,防止继续出血,如彻底清理,剥离面渗血更难处理。

(3)介入治疗:选择性子宫动脉栓塞术适用于阔韧带血肿难以找出子宫动脉者。可寻找出血部位,直接进行出血部位栓塞。

(4)术后加强抗感染对症治疗。

(四)预防

预防软产道损伤,应于产前综合评估胎儿大小及产道情况,及时发现巨大儿,畸形胎儿及发育异常的产道。及时正确处理产程,产妇临产后应密切观察宫缩情况,产程进展,勿使第一产程延长。提高接产技术,第二产程宫口开全,接产者在胎头拨露时帮助胎头俯屈,不可使胎头和胎肩娩出过快,并注意保护会阴,及时做会阴切开,防止会阴组织过度扩张,导致盆底组织破损,软产道撕裂出血。提高阴道手术助产技术,正确操作,减少助产对软产道的损伤。手术过程中动作轻柔,精确止血,尽可能避免因软产道损伤造成的产后出血。

四、凝血功能障碍

凝血功能障碍指任何原发或继发的凝血功能异常,均能导致产后出血。其抢救失败,是导致孕产妇死亡的主要原因。

(一)病因与发病机制

特发性血小板减少性紫癜、再生障碍性贫血、白血病、血友病、维生素 K 缺乏症、人工心脏瓣膜置换术后抗凝治疗、严重肝病等产科合并症可引起原发性凝血功能异常。胎盘早剥、死胎、羊水栓塞、重度子痫前期、子痫、HELLP 综合征等产科并发症,均可引起弥散性血管内凝血(DIC)而导致继发性凝血功能障碍。

正常凝血功能的维持依赖于凝血与抗凝血、纤溶与抗纤溶、血小板功能和血管内皮细胞功能四大系统的相互协调。正常妊娠时,若出现明显的血管内皮损伤、血小板活化增强、凝血酶原活性增加、高凝状态导致继发性纤溶亢进和抗纤溶活性增强,而这四个方面相互影响相互渗透,从而维持正常妊娠处于凝血与抗凝血、纤溶与抗纤溶的动态平衡中,即所谓的生理性高凝状态。当存在产科合并症或并发症时打破了这种平衡而出现凝血功能障碍。其主要机制如下。

(1)血管内皮细胞损伤、激活凝血因子Ⅻ,启动内源性凝血系统。

(2)组织严重破坏使大量组织因子进入血液,启动外源性凝血系统:创伤性分娩、胎盘早期剥离、死胎等情况下均有严重的组织损伤或坏死,大量促凝物质入血,其中尤以组织凝血活酶(即凝血因子Ⅲ,或称组织因子)为多。

(3)促凝物质进入血液:羊水栓塞时一定量的羊水或其他异物颗粒进入血液可以通过表面接触使因子Ⅻ活化,从而激活内源性凝血系统。急性胰腺炎时,蛋白酶进入血液能促使凝血酶原变成凝血酶。抗原抗体复合物能激活因子Ⅻ或损伤血小板引起血小板聚集并释放促凝物质(如血小板因子等)。补体的激活在DIC的发生发展中也起着重要的作用。

(4)血细胞大量破坏:正常的中性粒细胞和单核细胞内有促凝物质,在大量内毒素或败血症时中性粒细胞合成并释放组织因子;在急性早幼粒细胞性白血病患者,此类白血病细胞胞质中含有凝血活酶样物质,当白血病细胞大量坏死时,这些物质就大量释放入血,通过外源性凝血系统的启动而引起DIC。内毒素、免疫复合物、颗粒物质、凝血酶等都可直接损伤血小板,促进它的聚集。微血管内皮细胞的损伤,内皮下胶原的暴露是引起局部血小板黏附、聚集、释放反应的主要原因。血小板发生黏附、释放和聚集后,除有血小板凝集物形成,堵塞微血管外,还能进一步激活血小板的凝血活性,促进DIC的形成。

(5)凝血因子合成和代谢异常:重症肝炎、妊娠脂肪肝、HELLP综合征等疾病可导致凝血因子在肝脏的合成障碍,致使凝血因子缺乏,进而导致凝血功能障碍。

(6)血小板的减少:特发性血小板减少性紫癜和再生障碍性贫血,循环中血小板的减少,是导致凝血功能障碍的主要原因。

(二)临床表现

凝血功能障碍的主要临床表现为出血以及出血引起的休克和多器官衰竭。出血的发生时间随病因和病情进展情况而异,可在胎盘娩出前,亦可在胎盘娩出后。大多发现时已处于消耗性低凝或继发性纤溶亢进阶段,临床上可出现全身不同部位的出血,最多见的是子宫大量出血或少量持续不断的出血。开始还可见到血凝块,但血块很快又溶解,最后表现为血不凝。此外,常有皮下、静脉穿刺部位、伤口、齿龈、胃肠道出血或血尿。大量出血时呈现面色苍白、脉搏细弱、血压下降等休克的表现,呼吸困难、少尿、无尿、恶心、呕吐、腹部或背部疼痛、发热、黄疸、低血压、意识障碍(严重者发生昏迷)及各种精神神经症状等多器官功能衰竭的表现。

(三)诊断及实验室检查

凝血功能障碍,主要依靠临床表现结合病因及各种实验室检查来确诊。

1.特发性血小板减少性紫癜

该病多见于成年女性,主要表现为皮肤黏膜出血。轻者仅有四肢及躯干皮肤的出血点、紫癜及瘀斑、鼻出血、牙龈出血,严重者可出现消化道、生殖道、视网膜及颅内出血。实验室检查:通常血小板<100×10^9/L,骨髓检查示巨核细胞正常或增多、成熟型血小板减少、血小板相关抗体(PAIg)及血小板相关补体(PAC$_3$)阳性,血小板生存时间明显缩短。

2.再生障碍性贫血

该病主要表现为骨髓造血功能低下,全血细胞减少和贫血、出血、感染综合征。呈现全血细胞减少,正细胞正色素性贫血,网织红细胞百分数<0.01,淋巴细胞比例增高。骨髓多部位增生低下,幼粒细胞、幼红细胞、巨核细胞均减少,非造血细胞比例增高,骨髓小粒空虚。

3.血友病

该病是一组因遗传性凝血活酶生成障碍引起的出血性疾病。分为血友病A、血友病B及遗传性因子Ⅺ缺乏症。其中血友病A最常见。血友病A发病基础是由于FⅧ：C缺乏,导致内源性途径凝血障碍。血友病B是由于缺乏FⅨ,引起内源性途径凝血功能障碍。实验室检查,凝血时间(CT)通常正常或延长,活化部分凝血活酶时间(APTT)延长,简易凝血活酶生成实验(STGT)异常;凝血酶原生成实验(TGT)异常。可通过TGT纠正实验、FⅧ:C、FⅨ活性及抗原测定进行分型。也可以行基因诊断确诊。

4.维生素K缺乏症

一般情况下,维生素K缺乏症的发生率极低,其和长期摄入不足、吸收障碍、严重肝病及服用维生素K拮抗剂有关。由于人体内的凝血因子FⅩ、FⅨ、FⅦ、凝血酶原及其调节蛋白PC、PS等的生成,都需要维生素K参与。实验室检查,PT延长、APTT延长;FⅩ、FⅨ、FⅦ、凝血酶原活性低下。

5.重度肝病

肝脏是除Ca^{2+}和组织因子外,其他凝血因子合成的场所,重度肝病时,实验室检查多表现为肝损害的一系列生化改变、凝血酶原时间(PT)、APTT延长和多种凝血因子的异常,甚至出现DIC。

6.DIC

DIC是胎盘早剥、死胎、羊水栓塞、重度子痫前期、HELLP综合征等产科并发症引起产后出血的共同病理改变。通常血小板$<100\times10^9$/L 或进行性下降；血浆纤维蛋白原含量<1.5 g/L 或进行性下降；3P 实验阳性或血浆 FDP >20 mg/L,或 D-二聚体水平升高或阳性；PT 缩短或延长 3 秒以上,或 APTT 缩短或延长 10 秒以上。

(四)治疗

凝血功能障碍的处理原则为:早期诊断和动态监测,积极处理原发病,同时改善微循环,纠正休克,补充耗损的凝血因子,保护和维持重要脏器的功能。

1.早期诊断和动态监测

及早诊断和早期合理治疗是提高凝血功能障碍所致产后出血救治成功率的根本保证。临床有凝血功能障碍高发的产科并发症和合并症或发生各种原因所致的产后出血,都应该及时进行相关出凝血指标的测定。同时在治疗过程中动态监测血小板、纤维蛋白原、纤维蛋白降解物、D-二聚体、PT、APTT、凝血酶时间(TT)的变化,可以监控病情的演变情况指导临床治疗。

2.积极治疗原发病

病因治疗是首要治疗原则,只有去除诱发因素,才有可能治愈凝血功能障碍所致的产后出血。

3.纠正休克

出血隐匿时休克症状可能为首发症状。

4.补充凝血因子

各种病因引起的凝血功能障碍中,大都有凝血因子的异常。因此积极补充凝血因子和血小板是治疗的一项重要措施。可通过输注新鲜冰冻血浆、凝血酶原复合物、纤维蛋白原、冷沉淀(含Ⅷ因子和纤维蛋白原)、单采血小板、红细胞等血制品来解决。

(1)血小板:血小板低于$(20\sim50)\times10^9$/L 或血小板降低出现不可控制的渗血时使用。可输注血小板 10 U,有效时间为 48 小时。

(2)新鲜冰冻血浆:是新鲜抗凝全血于 $6\sim8$ 小时内分离血浆并快速冰冻,几乎保存了血液中所有的凝血因子、血浆蛋白、纤维蛋白原。使用剂量$10\sim15$ mL/kg。

(3)冷沉淀:输注冷沉淀主要为纠正纤维蛋白原的缺乏,如纤维蛋白原浓度高于 1.5 g/L 不必输注冷沉淀。冷沉淀常用剂量 $1\sim1.5$ U/10 kg。

(4)纤维蛋白原:输入纤维蛋白原 1 g 可提升血液中纤维蛋白原 25 mg/dL,1 次可输入纤维蛋白原$2\sim4$ g。

(5)凝血酶原复合物,含因子Ⅴ、Ⅶ、Ⅸ、Ⅹ,可输注 $400\sim800$ U/d。

（6）近年研究发现，重组活化凝血因子Ⅶa（recombinant activated factor Ⅶa，rFⅦa）可用于治疗常规处理无效的难治性妇产科出血性疾病，并取得了满意疗效。产后出血患者应用rFⅦa的先决条件如下。①血液指标：血红蛋白＞70 g/L，国际标准化比率（INR）＜1.5，纤维蛋白原≥1 g/L，血小板≥50×10⁹/L。②建议用碳酸氢钠提升血液 pH 至≥7.2(pH≤7.1 时，rFⅦa 有效性降低)。③尽可能恢复体温至生理范围。

rFⅦa应用的时机：①无血可输或拒绝输血时。②在代谢并发症或器官损伤出现之前。③在子宫切除或侵入性操作前。推荐的用药方案是：初始剂量是40～60 μg/kg，静脉注射；初次用药 15～30 分钟后仍然出血，考虑追加 40～60 μg/kg的剂量；如果继续有出血，可间隔15～30 分钟重复给药3～4 次；如果总剂量超过 200 μg/kg 后效果仍然不理想，必须重新检查使用rFⅦa的先决条件，只有实施纠正措施后，才能继续给 100 μg/kg。

5.肝素的应用

在 DIC 高凝阶段主张及早应用肝素，禁止在有显著出血倾向或纤溶亢进阶段应用肝素。

6.抗纤溶药物的应用

在 DIC 患者中，可以在肝素化和补充凝血因子的基础上应用抗纤溶药物，如：氨基己酸、氨甲环酸、氨甲苯酸等。

7.重要脏器功能的维持和保护

总之，凝血功能障碍性产后出血是产后出血处理中最难治的特殊类型，除了按常规的产后出血处理步骤和方法进行外，更要注重原发病因素的去除和 DIC 的纠正，同时要注重重要脏器功能的保护，才能提高抢救的成功率，降低孕产妇死亡率。

五、稀释性凝集病所致的产科出血

(一)概述

稀释性凝集病是指大失血时由于只补充晶体及红细胞导致血小板缺失及可溶性凝集因子的不足，引起的功能性凝集异常。在妊娠期（如胎盘早剥时），更常见于产后期（如子宫收缩乏力性继发性出血），可由于大量汹涌出血，输血、输液不能止血反而造成稀释性凝集病，其原因是储存的血液和红细胞制品缺乏 Ⅴ、Ⅷ、Ⅺ因子、血小板和全部可溶血液凝固因子，故严重的出血不输注必要的血液成分止血因子，将会导致低蛋白血症、凝血酶原和凝血激酶时间延长。

(二)临床特点

一般认为,失血时输入不含凝血因子的液体和红细胞达 1 个循环血量时,血浆中凝血因子和血小板浓度会下降至开始值的 37%,在交换 2 个循环血量之后会降低至基础浓度的 14%,便发生稀释性凝集病。在这种情况下第一个下降的凝血因子是纤维蛋白原(FIB),因此,稀释性凝集病的严重程度可以从纤维蛋白原浓度估计,但要除外纤维蛋白原下降的其他原因(如弥散性血管内凝血,DIC)。研究显示,大量输血使凝血酶原标准单位(INR)和部分凝血活酶时间比率(APTT 比率)增高到 1.5～1.8 时,血浆因子 V 和 Ⅷ 通常降低到 30% 以下。故有人将 INR 和 APTT 比率增加到对照值 1.5～1.8 成为稀释性凝血障碍的诊断和实施治疗干预的临界值。由于对大量输血所致稀释性凝血障碍一直未有一致的诊断标准,目前多以 INR 和 APTT 比率增加到 1.5～1.8、FIB<1 g/L,同时伴创面出血明显增加作为诊断依据。

如果失血量超过 1 个血容量以上就可以发生消耗性凝血障碍,如 DIC 或稀释性凝集病,但 DIC 并不常见。DIC 的诊断依据是全部凝血参数均明显异常。DIC 可出现低纤维蛋白血症,血小板减少症和部分凝血活酶时间(APTT)、凝血酶原时间(PT)延长。由于 DIC 继发产生纤溶,可以检出纤维蛋白崩解后散落的亚单位-栓溶二聚体(*D-Dimers*),对 DIC 最特异的试验是 *D-Dimers*,稀释性凝集病虽也表现血小板减少症,低纤维蛋白血症及 APTT、PT 延长,但 *D-Dimers* 试验阴性。DIC 的纤维蛋白原降解产物(FDP)比稀释性凝集病高,对 DIC 也较敏感,但不如 *D-Dimers* 特异。

(三)处理

纠正稀释性凝集病主要是补充新鲜冰冻血浆(FFP)、冷沉蛋白、新鲜血或浓缩血小板。目前临床上最容易得到的是 FFP,当凝血障碍伴 APTT 和 PT 显著延长或 FIB 明显减少时应首选 FFP。因为 FFP 含有生理浓度的所有凝血因子,70 kg 成人输入 1 U FFP(250 mL)通常可改善 PT 5%～6% 和 APTT 1%,按 15 mL/kg 输入 FFP 可使血浆凝血因子活性增加 8%～10%。为了获得和维持临界水平以上的凝血因子,推荐短期内快速输入足够剂量的 FFP 如 5～20 mL/kg。发生稀释性凝集病时第一个下降的凝血因子是纤维蛋白原,如果单独输入 FFP 不足以提供所需纤维蛋白原时应考虑采用浓缩纤维蛋白原 2～4 g,或含有纤维蛋白原、因子 Ⅷ 和 Avon Willebrand 因子的冷沉淀。在治疗稀释性凝集病的过程中,血细胞比容(Hct)下降会增加出血危险,尤其是有血小板减少症时,因此不要推迟红细胞的输注,有建议稀释性凝血障碍时应设法提高 Hct 到高于 70～80 g/L 的氧供临界水平。多数大出血患者在交换了 2 个血容量之后会出现血小板减少症,故血小板计数如果低于 50×10^9/L,应当输用血小板治疗。输 1 个单位血小板一般可升高血小板$(5\sim10)\times10^9$/L。重组的 Ⅶ激活因子(rⅦa,诺七)与组织因子(TF)相互作用能直接激活凝血,产生大量的凝血酶,因为 TF 全部表达在破损血管的内皮,促凝作用不会影响全身循环。因此在严重稀释性凝集病中,应早期给予 rⅦa。

综上所述,妊娠期(如胎盘早剥时)及产后期(如子宫收缩乏力性继发性出血)大量汹涌出血的患者,要防止稀释性凝集病的发生。如果 FIB<1 g/L,INR 和 APTT 比率>1.5 及创面出血增加,应考虑稀释性凝血障碍。处理首选 FFP,必要时给予 FIB、血小板或其他凝血因子制品。

参 考 文 献

[1] 王玲.妇产科诊疗实践[M].福州:福建科学技术出版社,2020.

[2] 赵楠楠.临床妇产科疾病综合诊治[M].天津:天津科学技术出版社,2020.

[3] 王超.临床妇科病诊治[M].长春:吉林科学技术出版社,2019.

[4] 汤继云.临床妇产科疾病诊断与治疗[M].长春:吉林科学技术出版社,2019.

[5] 徐瑞.妇产科常见病临床诊疗[M].北京:科学技术文献出版社,2020.

[6] 樊明英.临床妇产科诊疗[M].北京:科学技术文献出版社,2020.

[7] 王艳.妇产科常见疾病诊治基础与技巧[M].长春:吉林科学技术出版社,2019.

[8] 肖国仕,高积慧,陈露霞,等.妇科病诊疗手册[M].郑州:河南科学技术出版社,2019.

[9] 于莉.妇产科诊治问题与处理[M].长春:吉林科学技术出版社,2019.

[10] 汪期明.常见妇产科疾病诊断学[M].天津:天津科学技术出版社,2020.

[11] 韩颖.临床妇产科超声[M].北京:科学技术文献出版社,2019.

[12] 张茜.临床妇产科诊疗实践[M].北京:科学技术文献出版社,2020.

[13] 卢淮武,陈勍.妇科肿瘤诊治流程[M].北京:人民卫生出版社,2019.

[14] 李强.实用妇产科疾病手术学[M].长春:吉林科学技术出版社,2019.

[15] 梁金丽.临床妇产科疾病新进展[M].天津:天津科学技术出版社,2020.

[16] 陈艳.现代妇产科诊疗[M].北京:中国纺织出版社,2019.

[17] 初虹.妇产科常见疾病诊治实践[M].天津:天津科学技术出版社,2020.

[18] 吕刚.妇产科疾病诊治与进展[M].天津:天津科学技术出版社,2020.

[19] 胡相娟.妇产科疾病诊断与治疗方案[M].昆明:云南科学技术出版社,2020.

[20] 马晓晋.临床妇产科精要[M].天津:天津科学技术出版社,2019.

[21] 刘典芳.妇产科常见疾病诊断与治疗[M].长春:吉林科学技术出版社,2019.

[22] 张秋香.妇产科疾病诊疗思维[M].沈阳:沈阳出版社,2020.

[23] 李艳生.实用妇产科基础与疾病诊疗[M].北京:科学技术文献出版社,2020.

[24] 苗秀丽.妇产科临床病症诊断与处理[M].上海:同济大学出版社,2019.

[25] 常青.助产技能与产科急救[M].郑州:河南科学技术出版社,2020.

[26] 张井芳.现代妇产科临床常见病[M].北京:科学技术文献出版社,2020.

[27] 张凤.临床妇产科诊疗学[M].昆明:云南科技出版社,2020.

[28] 高炳春.临床妇科疾病诊疗实践[M].北京:科学技术文献出版社,2019.

[29] 陈红.妇产科基础与临床应对策略[M].北京:科学技术文献出版社,2020.

[30] 马丽.现代妇产科疾病诊治[M].沈阳:沈阳出版社,2020.

[31] 李佳琳.妇产科疾病诊治要点[M].北京:中国纺织出版社,2021.

[32] 马永静.临床妇产科诊疗精粹[M].北京:科学技术文献出版社,2020.

[33] 崔静.妇产科症状鉴别诊断与处理[M].开封:河南大学出版社,2020.

[34] 徐学娟.实用妇产科疾病临床诊治[M].长春:吉林科学技术出版社,2020.

[35] 孙铭.子宫腺肌病治疗的研究进展[J].中国城乡企业卫生,2020,35(9):55-57.

[36] 余燕芬,戴春燕,夏花.高催乳素血症患者情绪智力及影响因素研究[J].全科医学临床与教育,2020,18(8):720-722.

[37] 陆杨,孔祥.妊娠合并阑尾炎的诊断和治疗进展[J].国际医药卫生导报,2020,26(19):2862-2865.

[38] 池敏珊,周爱连,张晓敏.分娩期体位护理应用在矫正胎位异常中的临床效果[J].中国实用医药,2019,14(25):164-166.

[39] 杨怡珂,漆洪波,段涛.产后出血风险管理[J].中国实用妇科与产科杂志,2019,35(9):978-982.

[40] 张丽.盆腔炎性疾病的诊断及治疗[J].大健康,2020,(18):94-95.